叶酸代谢与健康

主 编 常冰梅

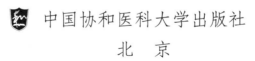

中国协和医科大学出版社

北 京

图书在版编目（CIP）数据

叶酸代谢与健康 / 常冰梅主编. —北京：中国协和医科大学出版社，2024.2
ISBN 978－7－5679－2332－4

Ⅰ.①叶…　Ⅱ.①常…　Ⅲ.①叶酸—影响—健康　Ⅳ.①R194.3 ②Q563

中国国家版本馆CIP数据核字（2023）第244299号

叶酸代谢与健康

主　　编：常冰梅
责任编辑：李元君　赵　薇
封面设计：邱晓俐
责任校对：张　麓
责任印制：张　岱

出版发行：**中国协和医科大学出版社**
（北京市东城区东单三条9号　邮编100730　电话010-65260431）
网　　址：www.pumcp.com
经　　销：新华书店总店北京发行所
印　　刷：三河市龙大印装有限公司

开　　本：710mm×1000mm　　1/16
印　　张：11.25
字　　数：180千字
版　　次：2024年2月第1版
印　　次：2024年2月第1次印刷
定　　价：78.00元

ISBN 978－7－5679－2332－4

编者名单

主　编　常冰梅

副主编　封启龙　杨　涛　张建林

编　者　（按姓氏笔画排序）

于保锋（山西医科大学）

王国亮（首都医科大学附属北京儿童医院）

牛玉虎（山西医科大学）

刘志贞（山西医科大学）

李美宁（山西医科大学）

李晓宁（山西医科大学）

杨　涛（山西医科大学）

张　丽（山西医科大学）

张建林（山西医科大学）

封启龙（山西医科大学）

赵　虹（山西医科大学）

贺　鹭（山西医科大学）

常冰梅（山西医科大学）

前　言

　　叶酸又称蝶酰谷氨酸，是一种水溶性B族维生素。在机体中，叶酸加氢还原生成具有辅酶作用的四氢叶酸并发挥作用。四氢叶酸作为一碳单位的载体，参与重要的含氮化合物嘌呤核苷酸和嘧啶核苷酸的合成，核苷酸又是合成核酸的原料，所以四氢叶酸与细胞的增殖、组织生长和机体发育等重要过程密切相关。除参与核苷酸代谢以外，四氢叶酸作为一碳单位的载体参与甲硫氨酸循环，进一步参与体内包括DNA、蛋白质在内的多种物质甲基化反应，影响基因表达与调控。此外，叶酸介导同型半胱氨酸代谢，而代谢异常引起的高同型半胱氨酸血症与心血管疾病、中枢神经系统多种疾病有关。简言之，叶酸与核苷酸和氨基酸代谢、一碳单位代谢、甲硫氨酸循环、甲基化反应、同型半胱氨酸代谢均密切相关，叶酸及其衍生物在多种疾病的发生发展中起着举足轻重的作用。叶酸是与出生缺陷、心脑血管疾病、肿瘤和老年认知障碍等多种慢性疾病的发病风险均存在因果关联的一种维生素。

　　近年来，国内外学者对叶酸缺乏引起的出生缺陷发病机制，从传统遗传学、表观遗传学、分子生物学、流行病学多个角度进行大量研究，形成了许多共识。目前，对叶酸缺乏引起神经功能障碍的生物化学机制的理解，是建立在叶酸和甲基化循环的代谢中间体与临床症状之间的关联，以及体外细胞培养和实验动物模型研究的基础上的。其可能的机制，涉及甲基化代谢反应通路和DNA合成缺陷、高同型半胱氨酸血症的直接和间接反应、单胺类神经递质合成减少等，是多种机制共同作用的结果。机体系统的正常运行，需要叶酸这一必需微量营养素驱动一碳单位代谢。叶酸底物在中间代谢中起着诸多作用，这些代谢不仅包括嘌呤的从头合成、胸苷酸的生物合成，还原的或氧化的一碳单位穿越细胞的移动，以及通过为S-腺苷甲硫氨酸合成提供足够的甲基基团来维持细胞的甲基化潜力，而甲基基团在基因表达、染色质结构和表观遗传现象调控中是必不可少的。叶酸缺乏可通过多种方式影响机体系统的正常运行，包括：①DNA复制受损影响干细胞及分化细胞的再生与增殖。②S-腺苷甲硫氨酸生成不足可能导致基因启动子区CpG岛的低甲基化及基因表达上调。③导致同型半胱氨酸血症。实验研究已经证实，如早期胚胎形成过程中未能建立正确的DNA甲基化模式，则可导致胚胎凋亡、胚胎致死或多种发育畸形；各种甲基化反应影响着基因活性、蛋白质和脂类的翻译后修饰、神经递质合成和灭活，以及其他许多重要代谢中间产物的修饰。已发现的大量叶酸代谢依赖性过程提供了开展与叶酸缺乏有关的基本机制研究的沃土，纵观研究历程，叶酸依赖通路的功能性活动是人体所有细胞必不可少的，因此，叶酸缺乏与许多不同的病理状态有关联。

当前的叶酸研究仍有很多争论与未解决的问题，即使有证据显示叶酸特异性通路在疾病发生中的作用，能否用于公共卫生预防仍有争议。

本书首先以"叶酸代谢"为核心，用三章的篇幅为读者介绍了有关叶酸的来源、吸收与转化，叶酸在体内的代谢生化、叶酸与其他几种正常一碳单位代谢及核苷酸代谢的关系、生物利用度和遗传多态性的影响、叶酸介导的甲硫氨酸代谢、甲基化反应、同型半胱氨酸代谢等代谢相关知识。第四章介绍了叶酸与各种出生缺陷的关系。第五章详细阐述了叶酸缺乏与神经管缺陷的关系。由于笔者所在山西医科大学生物化学与分子生物学教研室出生缺陷课题组研究叶酸与神经管缺陷的关系已有十余年，因此，本书在介绍叶酸与出生缺陷的关系时在神经管缺陷方面着墨较多，根据查阅大量文献及本团队的研究结果。第五章还着重介绍了本团队近几年根据叶酸在体内的代谢通路的研究，提出的叶酸缺乏引起神经管缺陷的最新科研成果。第六章介绍了叶酸缺乏导致其他相关出生缺陷的发病机制。第七章介绍了叶酸缺乏与肿瘤发生，包括叶酸缺乏与肿瘤发生的流行病学资料、叶酸缺乏在多种肿瘤发生中的分子机制等。第八章列举分析了科学界针对叶酸干预出生缺陷的研究成果，并进一步评价了叶酸与癌症、心血管疾病和神经系统疾病关联的流行病学研究的数据。叶酸代谢通路中涉及核苷酸代谢，转甲基化反应及衍生的体内很多代谢，据此，本团队在近几年利用干扰叶酸代谢的各个节点制造了一系列神经管缺陷模型，介绍了利用动物实验验证上述理论做出的努力。第九章介绍了研究叶酸代谢障碍的动物模型。希望本书中及时地跟踪、描述和解读叶酸的研究结果能对正在从事临床、公共卫生和基础研究的科研人员有所帮助。

本书的编写得到山西医科大学生理学国家重点学科以及山西省科学技术学会科普作品出版资助项目的支持。尤其是首都儿科研究所牛勃教授承担本书的主审，对每一篇稿件都严谨审改，使本书的质量得以保证，在此表示由衷感谢。也感谢中国协和医科大学出版社各位编辑老师在本书的编校、出版过程中所付出的辛勤劳动，使本书得以顺利与读者见面。

　　本书内容如有不当之处恳请广大同仁及读者批评指正。

编　者

2023 年 12 月

目　录

第一章

叶酸的来源、吸收与转化

本章从叶酸的概念谈起，简述了叶酸的结构、分类，以及叶酸的来源、消化吸收、组织摄取、转化和排泄等内容。同时，本章还简述了人体对叶酸的需求及目前的推荐摄入量等内容。

第一节 叶酸的概念

叶酸是Mitchell于1941年首次从菠菜叶中提取纯化，由蝶啶、对氨基苯甲酸和L-谷氨酸组成，又称蝶酰谷氨酸。叶酸是B族维生素的一种，是一种水溶性维生素，富含于新鲜的水果、蔬菜及肉类食物中。

如图1-1所示，叶酸由在蝶啶的第9个碳原子（C-9）与对氨基苯甲酸相连组成，形成蝶酸；对氨基苯甲酸部分的羧基由肽键连接到谷氨酸的氨基，形成蝶酰

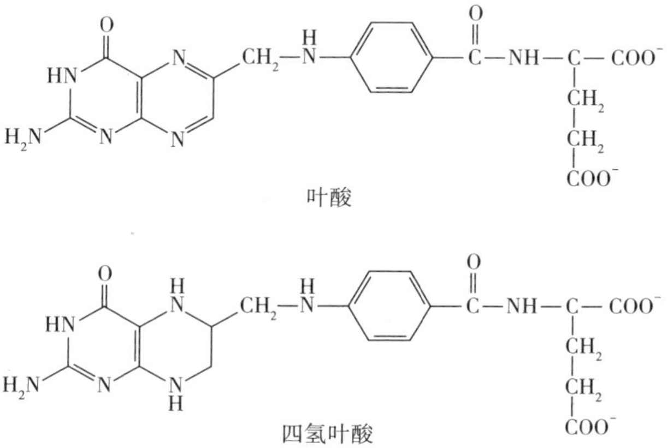

叶酸

四氢叶酸

图1-1 叶酸和四氢叶酸的结构（氧化形式）

单谷氨酸。叶酸被还原后生成四氢叶酸（tetrahydrofolate，THF，常写作THFA以区别于四氢呋喃）。一般来说，叶酸是指氧化形式的蝶酰单谷氨酸及各种四氢叶酸衍生物的统称，本书统一使用图1-1中的结构式。

在叶酸辅酶中，蝶啶环被完全还原为四氢叶酸盐，氧化形式的二氢叶酸则是一种重要的代谢中间体。四氢叶酸通过在N^{10}和/或N^5位连接甲基、甲酰基或亚甲基等基团，实现对一碳单位的转运。常见的一碳单位取代的叶酸类型有5-甲酰基四氢叶酸、10-甲酰基四氢叶酸、5-甲基四氢叶酸、5-亚氨甲基四氢叶酸、5,10-甲烯基四氢叶酸和5,10-甲炔基四氢叶酸（图1-2）。

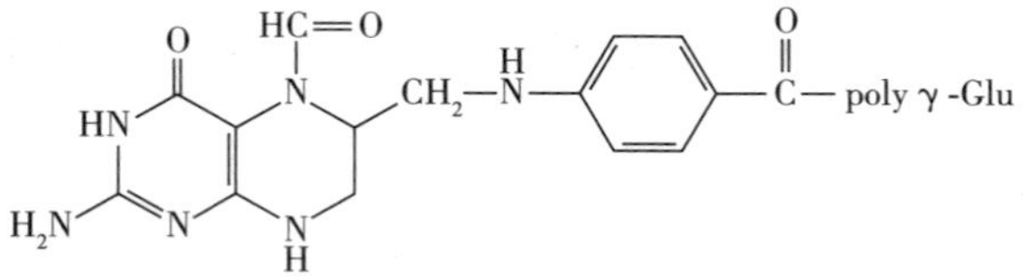

5-甲酰基四氢叶酸

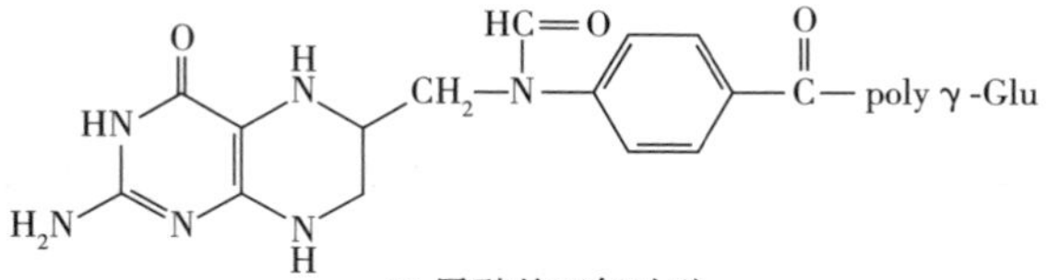

10-甲酰基四氢叶酸

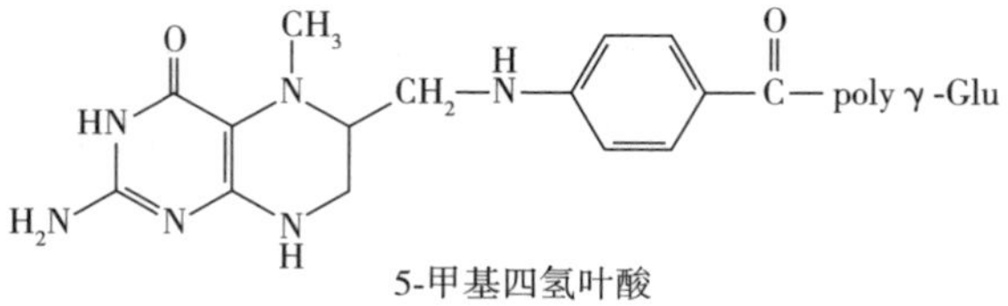

5-甲基四氢叶酸

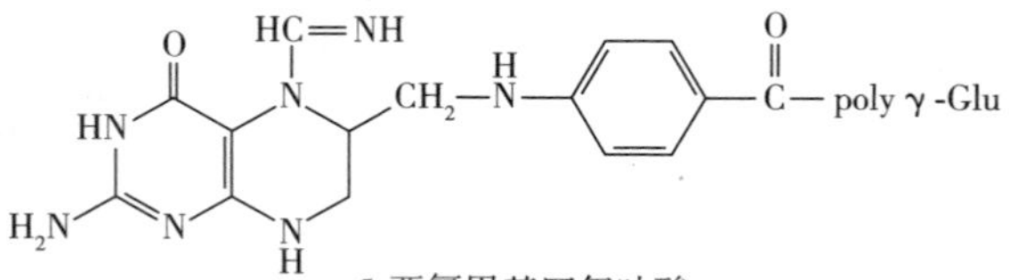

5-亚氨甲基四氢叶酸

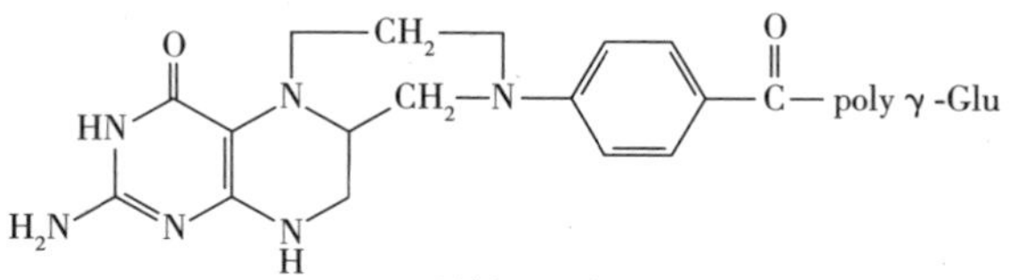

5,10-甲烯基四氢叶酸

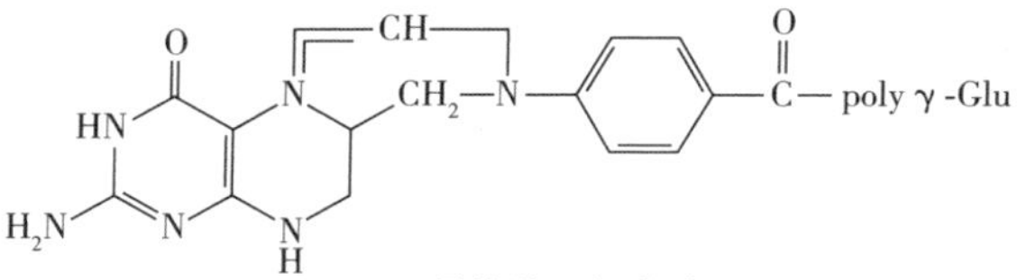

5,10-甲炔基四氢叶酸

图 1-2　常见的一碳单位取代的叶酸类型

食物中的叶酸是由多种一碳单位衍生物组成的混合物，具有不同数量的共轭谷氨酸残基。不同种类叶酸的生物利用度不同，并且总是低于蝶酰单谷氨酸。

第二节　叶酸的消化吸收、转化和排泄

大多数膳食叶酸为叶酸和多聚谷氨酸的轭合物，可变基团被各种一碳单位取代或作为二氢叶酸衍生物存在。食物中未被取代的叶酸化学结构不稳定，很容易裂解成对氨基苯甲酸和蝶啶，这使得 50% ～ 75% 的叶酸盐在食品加工和储存环节损失。食物中的内源性轭合酶可能导致提取和加工等过程中聚谷氨酸的分解，而高压灭菌和添加防腐剂也会水解一些叶酸，并可能氧化四氢叶酸，因此测定食品中叶酸的准确含量较为困难。

一、叶酸的消化吸收

在肠腔中，叶酸和多聚谷氨酸的轭合物可被一种锌依赖性酶（谷氨酸羧肽酶，又称蝶酰多谷氨酸水解酶、轭合酶）水解而吸收。该酶存在于胰液、胆汁、肠黏膜刷状缘、肠细胞和其他细胞的溶酶体等。在大鼠，轭合酶主要存在于胰液中，在肠腔起作用；而在人类，肠黏膜刷状缘和肠细胞的溶酶体对叶酸的吸收更重要。

轭合酶是一种常见的多聚γ-谷氨酸水解酶，对蛋白部分的特异性较低。它可随机性地作为一种外肽酶依次移除一个γ-谷氨酸基团，也可作为内肽酶去除寡-γ-谷氨酸肽，这提示可能有不止一种轭合酶。各种组织普遍存在类似的内肽酶和外肽酶性质的轭合酶，食物中的轭合酶对叶酸多聚谷氨酸水解的贡献程度尚不清楚。有些食物含有轭合酶抑制剂，这将降低共轭叶酸的生物利用度。

因为轭合酶是一种含锌金属酶，缺锌会影响食物中共轭叶酸的吸收。轭合酶对体内锌的浓度变化响应迅速，检测叶酸多谷氨酸的吸收情况可作为反映体内锌营养状况的敏感指标。需注意蝶酰单谷氨酸的吸收不受影响。

在轭合酶的作用下，游离叶酸释放，在空肠经载体介导吸收。然而，与游离叶酸的空肠转运系统不同，牛奶中的叶酸与一种特异性结合蛋白结合，蛋白质－叶酸复合物在回肠被完整地吸收。因而牛奶或含牛奶食品中叶酸的生物利用度比未结合特异性结合蛋白的叶酸大得多，而谷类食物中的叶酸则较低。

大部分的叶酸在肠黏膜内被还原和甲基化，以5-甲基四氢叶酸形式进入肝门静脉。单次摄入超过200μg的叶酸后，可使肠道内的二氢叶酸还原酶饱和，从而使游离叶酸被吸收进入血循环。游离叶酸可以被组织吸收，还原成四氢叶酸并被利用。

饮食摄入的叶酸约1/3进入肠肝循环。叶酸代谢物四氢叶酸甲酯经胆汁分泌，然后在空肠与食物叶酸再吸收。在动物实验中，胆汁引流6小时，可导致血清叶酸减少至正常水平的30%～40%。空肠对叶酸的吸收是高效的，因而叶酸的损失很小。人体每天排泄约200μg叶酸，主要来自肠道菌群的合成，与摄入量无显著关系。

二、叶酸的组织摄取

肠黏膜吸收的甲基四氢叶酸在血液循环中与白蛋白结合，是肝外组织摄取的主要形式。循环中还存在少量的其他类型的一碳叶酸（10%～15%的血浆叶酸是10-甲酰基四氢叶酸），也可被组织摄取利用。叶酸可通过以下两种机制进入组织。

（1）跨膜转运：一种跨膜蛋白可转运还原叶酸进入细胞，其对甲基四氢叶酸具有高亲和性，但对其他类型的叶酸亲和力较低。该蛋白在肠细胞和肾小管上皮中特别活跃，在其他细胞中也有发现。

（2）受体介导的内吞作用：叶酸受体是一种糖基磷酸肌醇锚定的细胞表面蛋白，特异性较低，通过受体介导的内吞作用摄取叶酸。叶酸需求量低时，受体位于细胞内囊泡中；当叶酸的需求增加时受体则迁移到细胞表面。

去甲基化的四氢叶酸单谷氨酸酯由肝外组织释放，并与血浆中的叶酸结合蛋白结合而转运，形成类似于牛奶中的叶酸结合蛋白复合物。该结合蛋白对甲基四氢叶酸等含一碳单位的叶酸亲和力很低，其作用主要是将叶酸运回肝脏，或被共轭化后储存，或以 5-甲基四氢叶酸的形式经胆汁分泌。

红细胞的叶酸浓度较血浆高数百倍，这并非来自对循环叶酸的摄取，而是主要在红细胞发生时生成。红细胞内的叶酸主要与 2,3-双磷酸甘油酸竞争性结合去氧血红蛋白，而与氧合血红蛋白的结合则不明显。虽然叶酸与去氧血红蛋白的结合亲和力低，但由于红细胞中血红蛋白浓度高，基本上静脉血中所有红细胞内的叶酸都会被结合。叶酸与血红蛋白结合的功能意义尚不清楚，可能没有任何生理作用。

三、叶酸的聚 γ-谷氨酸化反应

叶酸的单谷氨酸酯跨膜容易，而聚谷氨酸酯较困难。细胞内的叶酸通过形成多谷氨酸共轭物的方式而积累，其中的关键环节是进入细胞后快速形成至少一个双谷氨酸结构。而进一步延长多聚谷氨酸以形成有活性的辅酶，相对来说并不迫切。

所有多聚谷氨酸的形成均由叶酸多聚谷氨酸合成酶催化。在高浓度的底物中，双谷氨酸是主要或唯一产物。随着四氢叶酸单谷氨酸的浓度降低，三谷氨酸、四谷氨酸、五谷氨酸和六谷氨酸的含量逐渐增加。这是因为，叶酸多聚谷氨酸合成酶的米氏常数（Km，酶与底物亲和力特征性常数）随着多聚谷氨酸链长度的增加而增加，短链聚谷氨酸优先被用作底物。

叶酸多聚谷氨酸合成酶结合 ATP 和四氢叶酸寡谷氨酸，催化一次谷氨酸化反应后，形成磷酸化叶酸多聚谷氨酸的中间产物。该中间产物不再保持酶结合状态以进行下一步的延长反应，而是被酶释出并与细胞内的其他叶酸多聚谷氨酸合成酶竞争结合，进行下一个多聚谷氨酸化反应。

游离的四氢叶酸是谷氨酸化反应的主要底物，而含一碳单位的叶酸很少被用作底物。由于循环中的及组织摄取的叶酸主要是甲基四氢叶酸的形式，甲硫氨酸合成酶的去甲基化作用是叶酸有效代谢的关键。在维生素 B_{12} 缺乏时，甲硫氨酸合成酶的活性受损，影响了叶酸在组织中的保留。

正常情况下，肝脏中叶酸的主要形式是五聚谷氨酸，以及少量的四聚谷氨酸和六聚谷氨酸。多聚谷氨酸化的程度主要受叶酸的浓度调节。在叶酸缺乏的动物模型中，肝脏叶酸以六聚谷氨酸、七聚谷氨酸、八聚谷氨酸为主；补充叶酸后，则以三聚谷氨酸、四聚谷氨酸、五聚谷氨酸为主。

四、叶酸的转化和排泄

细胞内非酶结合的叶酸多聚谷氨酸通过溶酶体内的轭合酶催化γ-谷氨酸侧链水解，产生叶酸单谷氨酸，可自由穿出细胞。羧肽酶G和铁蛋白均可水解叶酸单谷氨酸，生成对氨基苯甲酰谷氨酸（其中大部分在排泄前乙酰化）和蝶呤，可直接排泄或转变为异黄蝶呤等不活跃的化合物排出。妊娠期铁蛋白合成增加，叶酸的分解代谢和对氨基苯甲酰谷氨酸的排泄量显著增加。基于胎儿对叶酸的需求，孕妇对叶酸的需求可能相当高。

血浆中的叶酸不仅与蛋白质结合（结合非取代叶酸的叶酸结合蛋白或结合四氢叶酸的白蛋白）以避免被肾小球滤过，而且肾刷状缘具有高浓度的叶酸结合蛋白，可将滤过的叶酸再吸收。因此，叶酸经尿排出的量很少，每日仅 5 ~ 10nmol 的由微生物合成的活性叶酸经尿排出。

五、蝶呤的生物合成

蝶呤核的合成以鸟苷三磷酸（GTP）为原料，经由一种GTP环水解酶（其同工酶参与维生素 B_2 的合成）催化的一系列反应而合成。反应过程包括鸟嘌呤中作为甲酸酯的C-8的丢失，随后核糖部分的重排、缩合和环闭合产生二氢蝶呤三磷酸。去磷酸化并去除侧链后形成二氢蝶啶，即叶酸的前体。四氢生物蝶呤的形成涉及三磷酸二氢蝶呤侧链的去磷酸化和还原，随后由墨蝶呤还原酶催化两个羟基的构象反转（图1-3）。在哺乳动物中，GTP环水解酶可被未结合的还原性蝶呤抑制。由于叶酸不是哺乳动物中该酶促反应的终产物，其对二氢蝶啶的合成无抑制作用。

哺乳动物缺乏二氢蝶呤合成酶，不能完成二氢蝶啶与对氨基苯甲酸的缩合反应。细菌的酶则可以催化对氨基苯甲酸酯（生成二氢蝶酸）或对氨基苯甲酰谷氨

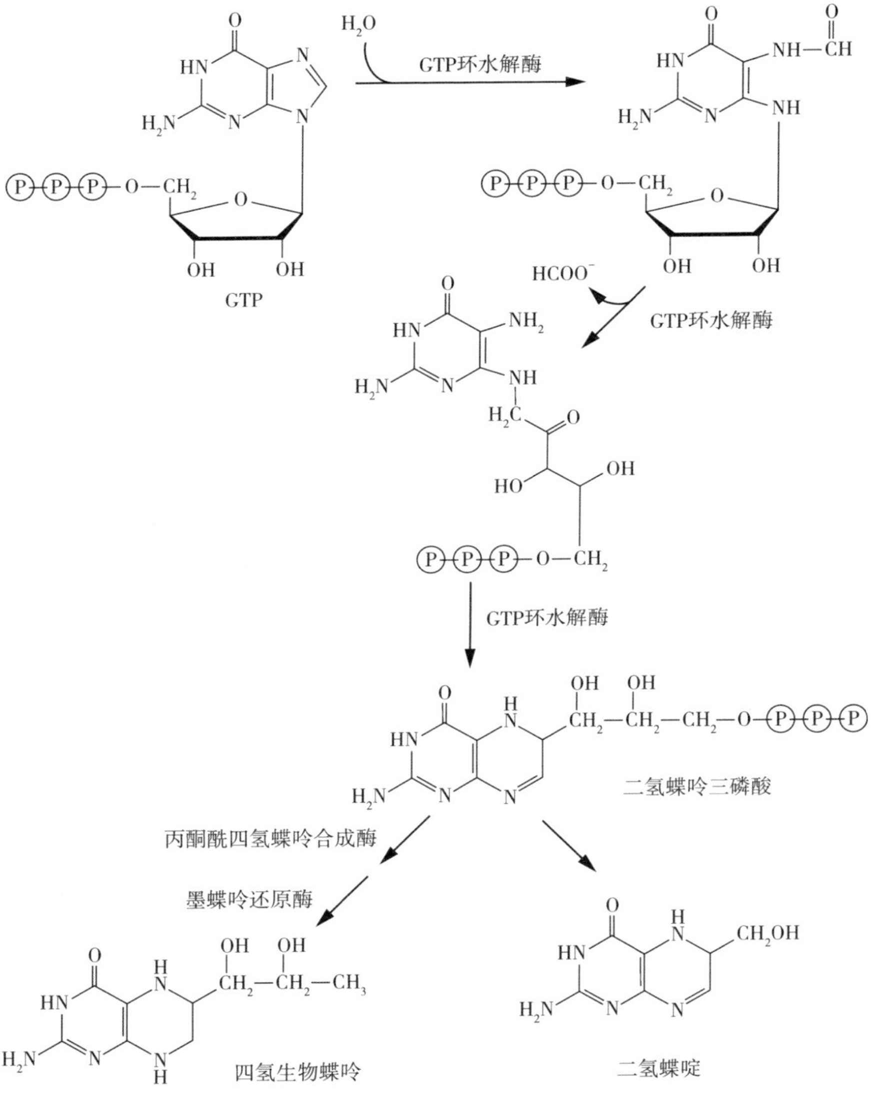

图1-3　蝶呤的生物合成过程

酸（直接生成二氢叶酸）。对氨基苯甲酰谷氨酸在正常情况下不能生成，即使它是叶酸代谢的产物；因而通常的产物是二氢蝶酸，并进一步与谷氨酸结合。二氢蝶呤合成酶可被磺胺类药物抑制，磺胺类药物作为底物与对氨基苯甲酸酯竞争，通过形成代谢不活泼的二氢蝶呤磺酰胺类似物而消耗细菌体内的蝶啶，这是其抑菌作用的基础。

在哺乳动物和微生物中，二氢叶酸被二氢叶酸还原酶还原为四氢叶酸，其作用于游离叶酸或各种多聚谷氨酸轭合物，尽管酶的底物亲和性随着多聚谷氨酸链的长度增加而下降。在微生物中，二氢叶酸还原酶对四氢叶酸的从头合成作用是关键；而在哺乳动物中，该酶主要用于还原胸腺嘧啶合成酶催化生成的二氢叶酸。因此，二氢叶酸还原酶是癌症、细菌感染和疟疾药物治疗的重要靶点。

患有多种癌症和一些病毒性疾病的患者分泌大量的蝶呤，这是由蝶呤生物合成中的二氢蝶呤三磷酸的去磷酸化和氧化作用形成的。由于一氧化氮合成对四氢生物蝶呤需求的增加，干扰素 -γ 和肿瘤坏死因子 -α 诱导 GTP 环水解酶，导致蝶呤的合成增多。因此，蝶呤是细胞介导的免疫反应的标志物，有可能用于监测疾病进展。

第三节 人体对叶酸的需求及评价

虽然叶酸广泛分布于食物中，但摄入不足并不罕见。相反，人群中叶酸缺乏相对普遍，发达国家8% ～ 10%的人群表现为较低或临界水平的叶酸含量；一些常用药物可导致叶酸缺乏。叶酸缺乏可引起类似维生素B_{12}缺乏的巨幼细胞性贫血，叶酸的相对不足也与神经管缺陷发生率的增加有关，高同型半胱氨酸血症可引起心血管疾病的风险增加，DNA甲基化的不足则导致癌症风险增加。叶酸缺乏还与精神疾病有关，常见表现为抑郁症。约25%的叶酸缺乏患者出现认知功能障碍和痴呆，在叶酸缺乏症的发展过程中，失眠、健忘和易怒等症状的患者对补充叶酸有良好的反应。

一、人体对叶酸的需求和推荐摄入量

成人体内的叶酸总量为17μmol（7.5mg），生物半衰期为101天，即成人对叶酸的最低需求约每天85nmol（37μg），表1-1列出了中国居民膳食叶酸参考摄入量。在无叶酸饮食的受试者中，乙酰氨基对氨基苯甲酰谷氨酸的尿排泄研究表明每天有170nmol（80μg）的叶酸被分解代谢。

表1-1　中国居民膳食叶酸参考摄入量

年龄（岁）	RNI/（μg·d⁻¹）	UL/（μg·d⁻¹）
0 ～ 0.5	65（AI）	—
0.5 ～ 1.0	80（AI）	—
1 ～ 4	150	300
4 ～ 7	200	400
7 ～ 11	200	400
11 ～ 14	300	600
14 ～ 18	400	800
＞18	400	1000
孕妇	600	1000
乳母	500	1000

注：RNI. 推荐摄入量，指可以满足某一特定性别、年龄及生理状况群体中绝大多数个体（97% ～ 98%）的需要量的摄入水平。长期摄入RNI水平，可以满足机体对该营养素的需要，维持组织中适当的营养素储备，保持健康。UL. 可耐受最高摄入量，指平均每日可以摄入某营养素的最高量。当摄入量超过UL时，发生不良反应的危险性增加。

　　用甲基四氢叶酸测定的叶酸需求试验表明，每天需要摄入170 ～ 220nmol（80 ～ 100μg）的叶酸。由于食物中各种叶酸的生物有效性不同，参考摄入量应具有较宽的安全边际。针对成人，一般建议每千克体重3 ～ 6μg（7 ～ 14nmol）的摄入量（每天200 ～ 400μg）。对于妊娠期和哺乳期女性，一般建议每天再增加200μg，这超出了可能的日常饮食摄入量，需要额外补充。建议在正常饮食基础上，孕妇每天再补充400μg叶酸制剂，以减少胎儿神经管缺陷的风险。

　　过度的饮食叶酸摄入或滥用叶酸制剂存在两个潜在的风险：①叶酸摄入量超过每日5000μg，会对癫痫治疗中使用的抗惊厥药产生拮抗作用，导致发作频率增加。②叶酸高摄入可掩盖维生素B_{12}缺乏引起的巨幼细胞性贫血，导致维生素B_{12}缺乏者出现脊髓亚急性联合变性的首发表现，尤其是易患萎缩性胃炎的老年人更易受累。北美地区推荐的叶酸摄入量上限为每天1000μg，该剂量不会增加老年人巨幼细胞性贫血的发生。来自英国的数据表明，每100g面粉补充240μg叶酸将产生显著的有益效果，而不会导致任何群体的不可接受的高叶酸摄入量。

二、人体摄入叶酸的营养状况评价

目前已有多种方法来评估人体摄入叶酸的营养状况。

（一）血浆和红细胞内的叶酸浓度

已有简单可靠的放射配体结合试验来测定血浆或红细胞内的叶酸浓度，然而也存在一些问题。在一些实验室，微生物法测定血浆或全血叶酸浓度是首选的技术。通常用于测定红细胞叶酸的配体结合试验对5-甲基叶酸具有特异性。但对于亚甲基四氢叶酸还原酶的纯合性耐热突变者，他们可能检测不到存在于红细胞中的大量甲酰基叶酸。

红细胞具有比血浆更高的叶酸浓度。叶酸在红细胞发生时进入红细胞，而循环中的红细胞则没有显著的叶酸摄取。因此，红细胞的叶酸含量通常可认为是最近1～3个月的叶酸状态的指标（循环红细胞的寿命为120天），并且不受近期摄入变化的影响。然而，叶酸与脱氧血红蛋白的结合比氧合血红蛋白更紧密，在样品测定时，血红蛋白暴露在体外环境中，其氧化程度会影响叶酸的测定。这意味着，如果没有标准化的测定条件，难以比较来自不同实验室的红细胞叶酸测定结果。

血清叶酸低于7nmol/L或红细胞叶酸低于320nmol/L表示叶酸负平衡和身体储备的早期不足。在这个阶段，可以检测到骨髓的早期变化。

约30%的维生素B_{12}缺乏者的血清叶酸水平升高，主要为甲基四氢叶酸，是甲基叶酸盐陷阱的结果。约1/3的叶酸缺乏者的血清维生素B_{12}水平降低，补充叶酸可缓解，原因尚不清楚。

（二）组氨酸代谢实验－亚氨甲基谷氨酸实验

代谢实验剂量组氨酸的能力可作为检测叶酸营养状态的一个灵敏指标。亚氨甲基谷氨酸（formiminoglutamic acid，FIGLU）作为组氨酸分解代谢的中间体，可由四氢叶酸依赖的FIGLU-亚氨甲基转移酶催化代谢。在叶酸缺乏时，该酶的活性受到影响，FIGLU累积并在尿液中排出，尤其是在接受了实验剂量的组氨酸后，即FIGLU实验。

虽然FIGLU实验依赖叶酸的营养状态，但在维生素B_{12}缺乏症中由于继发性叶酸缺乏，组氨酸代谢障碍，也可获得阳性结果。约60%的维生素B_{12}缺乏受试者在组氨酸负荷后显示FIGLU排出增加。

在实验动物及分离的组织成分或器官培养中，FIGLU实验可以在添加或不添加甲硫氨酸的情况下通过测定来自^{14}C组氨酸的$^{14}CO_2$的量，而获得精确的结果。如果组氨酸的代谢障碍是由于叶酸的缺乏，甲硫氨酸的加入将不起作用。相反，如果是由于甲基四氢叶酸对叶酸的捕获，加入甲硫氨酸将恢复正常的组氨酸氧化反应，这是由于恢复了S-腺苷甲硫氨酸对亚甲基四氢叶酸还原酶的抑制，并恢复了10-甲酰四氢叶酸脱氢酶的活性，从而恢复了正常的叶酸代谢。

（三）脱氧尿苷一磷酸抑制实验

脱氧尿苷能够抑制^3H胸苷在快速分裂细胞中的DNA掺入，也可用以反映功能性叶酸的营养状态。所需细胞一般来自骨髓活检样品，转化的淋巴细胞也可以使用。脱氧尿苷一磷酸（deoxyuridine monophosphate，dUMP）抑制实验可能是反映叶酸排泄的最敏感指标，在叶酸缺乏5周内即呈现明显的结果异常，而尿FIGLU的升高在13周后才可检测到，骨髓在19周时才出现明显的巨幼红细胞。

细胞与脱氧尿苷预孵育后再暴露于^3H胸腺嘧啶，DNA将很少或不被标记。这一方面是因为标记的材料被细胞内更多的新合成的胸腺嘧啶一磷酸（thymine monophosphate，TMP）稀释，另一方面是由于胸腺嘧啶三磷酸胸苷激酶被抑制。

正常细胞用dUMP预孵育后^3H胸苷掺入DNA的比例仅为未孵育时的1.4%～1.8%。相比之下，缺乏叶酸的细胞几乎不能经dUMP合成胸腺嘧啶核苷，因此，dUMP孵育后^3H胸苷掺入DNA的量几乎与没有预孵育时的量相同。

无论是原发性叶酸缺乏还是因维生素B_{12}缺乏引起的功能性叶酸缺乏，dUMP抑制实验的结果是一致的。叶酸缺乏时，添加任何生物活性形式的叶酸，均可使该抑制实验的结果正常化，但添加维生素B_{12}无效。而在维生素B_{12}缺乏时，补充维生素B_{12}或亚甲基四氢叶酸可使该抑制实验的结果转为正常，但添加甲基四氢叶酸无效。

三、药物诱导的叶酸缺乏

叶酸类抗代谢药物在临床上有很多应用，例如用于癌症化疗的甲氨蝶呤、抗菌药甲氧苄啶和抗疟药嘧啶胺等。甲氧苄啶和嘧啶胺等药物对靶标生物的二氢叶酸还原酶的亲和力远高于人类相应的酶，因而具有很强的临床实用性；但对其的长期使用会导致医源性叶酸缺乏。

许多经典的抗癫痫药，包括苯妥英钠、苯巴比妥和普鲁米酮，也会导致叶酸缺乏。虽然在癫痫治疗中仅0.75%的患者出现明显的巨幼细胞性贫血，但40%的患者会出现不同程度的巨红细胞增多。巨幼细胞增多症在补充叶酸后可缓解；然而在采用较大剂量叶酸补充剂治疗1～3年的患者，约50%出现了发病频率的增加。脑脊液中叶酸的浓度通常是血浆的2～3倍；在服用苯妥英的癫痫患者中，脑脊液和血浆中的叶酸浓度大致相等，这表明抗惊厥药物的作用机制可能涉及叶酸拮抗作用。

药物诱导叶酸缺乏的机制尚不清楚，有报道可能与下列效应有关。①苯妥英钠和其他抗惊厥药影响叶酸的肠道吸收，这可能与抑制肠道轭合酶有关。②苯妥英导致叶酸分解代谢率增加，叶酸代谢产物排泄增加。③普鲁米酮用于实验动物的慢性治疗消耗了肝脏叶酸五戊酰胺，提示叶酸多聚谷氨酸合成酶被抑制，这将导致叶酸代谢产物的排泄增加。④苯妥英的应用导致亚甲基四氢叶酸还原酶活性降低以及甲酸四氢叶酸氧化的加速（甲酸和组氨酸氧化增加），引起亚甲基四氢叶酸和甲基四氢叶酸的减少，即甲基叶酸盐陷阱的逆效应。

一些较新的抗惊厥药，如丙戊酸和卡马西平，尽管不直接抑制叶酸代谢而与巨幼细胞性贫血无关，但仍然与神经管缺陷的风险增加有关。这些新的抗惊厥药抑制甘氨酸裂解反应，因此既减少了一碳单位取代叶酸的总量，也可导致高甘氨酸血症。

参 考 文 献

[1] BAGGOTT JE，TAMURA T，BAKER H．Re-evaluation of the metabolism of oral doses of racemic carbon-6 isomers of formyltetrahydrofolate in human subjects［J］．Br J Nutr，2001，85（6）：653-657．

［2］BAGGOTT JE，TAMURA T．Evidence for the hypothesis that 10-formyldihydrofolate is the in vivo substrate for aminoimidazolecarboxamide ribotide transformylase［J］．Exp Biol Med（Maywood），2010，235（3）：271-277．

［3］CANTON MC，CREMIN FM．The effect of dietary zinc depletion and repletion on rats：Zn concentration in various tissues and activity of pancreatic gamma-glutamyl hydrolase（EC 3.4.22.12）as indices of Zn status［J］．Br J Nutr，1990，64（1）：201-209．

［4］MEDICI V，HALSTED CH．Folate，alcohol，and liver disease［J］．Mol Nutr Food Res，2013，57（4）：596-606．

［5］ZHENG Y，CANTLEY LC．Toward a better understanding of folate metabolism in health and disease［J］．J Exp Med，2019，216（2）：253-266．

［6］BALASHOVA OA，VISINA O，BORODINSKY LN．Folate action in nervous system development and disease［J］．Dev Neurobiol，2018，78（4）：391-402．

［7］RAZ S，STARK M，ASSARAF YG．Folylpoly-γ-glutamate synthetase：A key determinant of folate homeostasis and antifolate resistance in cancer［J］．Drug Resist Updat，2016，28：43-64．

［8］KIM HL，PARK YS．Maintenance of cellular tetrahydrobiopterin homeostasis［J］．BMB Rep，2010，43（9）：584-592．

［9］ANTONIADES C，CUNNINGTON C，ANTONOPOULOS A，et al．Induction of vascular GTP-cyclohydrolase I and endogenous tetrahydrobiopterin synthesis protect against inflammation-induced endothelial dysfunction in human atherosclerosis［J］．Circulation，2011，124（17）：1860-1870．

［10］KELEMEN LE，SELLERS TA，SCHILDKRAUT JM，et al．Genetic variation in the one-carbon transfer pathway and ovarian cancer risk［J］．Cancer Res，2008，68（7）：2498-2506．

［11］BAGGOTT JE，TAMURA T．Folate-Dependent Purine Nucleotide Biosynthesis in Humans［J］．Adv Nutr，2015，6（5）：564-571．

［12］SAH S，ALURI S，REX K，et al．One-carbon metabolic pathway rewiring in Escherichia coli reveals an evolutionary advantage of 10-formyltetrahydrofolate synthetase（Fhs）in survival under hypoxia［J］．J Bacteriol，2015，197（4）：717-726．

［13］LY L，CHAN D，AARABI M，et al．Intergenerational impact of paternal lifetime exposures to both folic acid deficiency and supplementation on reproductive outcomes and imprinted gene methylation［J］．Mol Hum Reprod，2017，23（7）：461-477．

［14］MOLLOY AM，BRODY LC，MILLS JL，et al．The search for genetic polymorphisms in the homocysteine/folate pathway that contribute to the etiology of human neural tube defects［J］．Birth Defects Res A Clin Mol Teratol，2009，85（4）：285-294．

［15］SCOTTI M，STELLA L，SHEARER EJ，et al．Modeling cellular compartmentation in one-carbon metabolism［J］．Wiley Interdiscip Rev Syst Biol Med，2013，5（3）：343-365．

［16］MISOTTI AM，GNAGNARELLA P．Vitamin supplement consumption and breast cancer risk: a review [J]. Ecancermedicalscience, 2013, 7: 365.

[17] WIEDEMAN AM, BARR SI, GREEN TJ, et al. Dietary Choline Intake: Current State of Knowledge Across the Life Cycle [J]. Nutrients, 2018, 10 (10): 1513.

[18] WALD NJ, MORRIS JK, BLAKEMORE C. Public health failure in the prevention of neural tube defects: time to abandon the tolerable upper intake level of folate [J]. Public Health Rev, 2018, 39: 2.

[19] BAILEY LB, STOVER PJ, MCNULTY H, et al. Biomarkers of Nutrition for Development-Folate Review [J]. J Nutr, 2015, 145 (7): 1636S-1680S.

[20] SOBCZYŃSKA-MALEFORA A, HARRINGTON DJ. Laboratory assessment of folate(vitamin B9) status [J]. J Clin Pathol, 2018, 71 (11): 949-956.

[21] HENRY CJ, NEMKOV T, CASÁS-SELVES M, et al. Folate dietary insufficiency and folic acid supplementation similarly impair metabolism and compromise hematopoiesis [J]. Haematologica, 2017, 102 (12): 1985-1994.

[22] BILLINGS RE. Interactions between folate metabolism, phenytoin metabolism, and liver microsomal cytochrome P450 [J]. Drug Nutr Interact, 1984, 3 (1): 21-32.

[23] PÉTER S, NAVIS G, DE BORST MH, et al. Public health relevance of drug-nutrition interactions [J]. Eur J Nutr, 2017, 56 (Suppl 2): 23-36.

[24] UTHUS EO, ROSS SA, DAVIS CD. Differential effects of dietary selenium (se) and folate on methyl metabolism in liver and colon of rats [J]. Biol Trace Elem Res, 2006, 109 (3): 201-214.

第二章

叶酸与一碳单位代谢

叶酸在哺乳动物体内经二氢叶酸还原酶催化转变成四氢叶酸，在其N-5和/或N-10位连接并活化单个碳原子基团，从而作为一碳单位的载体/辅酶参与代谢。叶酸介导的一碳单位代谢是发生在胞质、线粒体和细胞核内相互依存、相互影响的代谢网络。胞质中一碳单位代谢主要用于合成嘌呤核苷酸、脱氧胸腺嘧啶核苷酸和参与甲硫氨酸循环。线粒体通过分解组氨酸、丝氨酸、甘氨酸和胆碱等生成甲酸盐形式的一碳单位，是胞质中一碳单位的主要来源；另外，线粒体中一碳单位参与合成甲酰甲硫氨酰-tRNA，在线粒体蛋白质的翻译起始过程中发挥重要作用。细胞核内叶酸介导的一碳单位代谢在DNA复制和修复时参与胸苷酸的从头合成。叶酸介导的一碳单位代谢紊乱与发育异常的发生发展密切相关，本章主要介绍哺乳动物体内叶酸介导的一碳单位生化代谢通路、功能及其调节。

第一节　叶酸介导一碳单位代谢概况

一、叶酸与一碳单位

叶酸（folic acid，FA）是一种水溶性B族维生素，哺乳动物体内不能合成，需由食物提供。在二氢叶酸还原酶（dihydrofolate reductase，DHFR）催化下，由还原型辅酶Ⅱ（NADPH＋H⁺）提供氢，经两步还原反应生成四氢叶酸（tetrahydrofolic acid，THFA）（图2-1）。血清中的THFA是单谷氨酸分子，进入细胞内，谷氨酸通过非经典的γ-肽键相连成多聚谷氨酸肽，常为5～8个，转变成

15

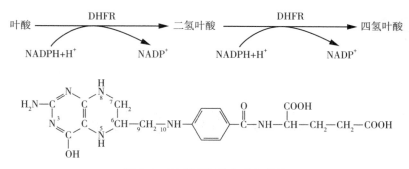

图2-1　四氢叶酸的生成与结构

稳定态。多聚谷氨酸肽是THFA形成有功能辅酶的必要条件，可增加与叶酸依赖酶和结合蛋白的亲和力，同时可防止THFA从细胞或细胞器中流失。

　　一碳单位是指一些氨基酸在分解代谢过程中产生的含有一个碳原子的有机基团，包括甲基（-CH_3）、甲烯基（-CH_2-）、甲炔基（-CH＝）、甲酰基（-CHO）及亚氨甲基（-CH＝NH）等。一碳单位在体内不能游离存在，常与细胞内的THFA结合进而转运和参与生物化学代谢过程，故THFA又称一碳单位的辅酶或载体。THFA的N-5和/或N-10位连接承载并活化一碳单位，表述为N^5-CH_3-THFA（5-methyl THFA）、N^5,N^{10}-CH_2-THFA（5,10-methylene THFA）、N^5,N^{10}＝CH-THFA（5,10-methenyl THFA）、N^5-HN＝CH-THFA（5-aminomethylene THFA）和N^5/N^{10}-CHO-THFA（5/10-formyl THFA）。

二、叶酸介导一碳单位代谢概况

　　在生物体合成和分解代谢的反应网络中，活性THFA承载和转移一碳单位的过程，称为叶酸介导的一碳单位代谢。此过程是在细胞的三个隔室——胞质、线粒体和细胞核中进行。线粒体通过分解组氨酸、丝氨酸、甘氨酸和胆碱等生成甲酸盐形式的一碳单位，是胞质中一碳单位的主要来源；另外，线粒体中N^{10}-CHO-THFA参与合成甲酰甲硫氨酰-tRNA，在线粒体蛋白质翻译起始发挥重要作用。胞质中N^{10}-CHO-THFA参与嘌呤环C2和C8的合成，N^5,N^{10}-CH_2-THFA提供甲基使dUMP转变成dTMP，同型半胱氨酸（homocysteine，Hcy）接受N^5-CH_3-THFA提供的甲基重新形成甲硫氨酸。细胞核内叶酸介导的一碳单位代谢在DNA复制和修复时参与胸苷酸的从头合成。THFA承载的每种一碳单位虽然在不同隔室具有特定的代谢途径和功能，而且不能在三个隔室间自由交换，但多数一碳单位之间可以相互酶促转变，并且不同的代谢通路和代谢隔室之间相互依存、相互联系，这种相互依存关系建立在各个隔室内共同的中间代谢产物之上，包括丝氨酸、甘氨酸、甲酸盐，以及叶酸介导的生物合成过程中对有限叶酸辅酶库的竞争（图2-2）。细胞内叶酸结合蛋白含量远远超过THFA含量，因此，游离叶酸的含量极少，这意味着每一条叶酸介导的代谢通路都需竞争有限的叶酸辅酶库。

流行病学研究表明叶酸代谢异常与神经管缺陷、肿瘤及心血管疾病的发生发展密切相关。一碳单位代谢障碍与相关基因突变或多态性，以及叶酸、维生素 B_{12} 等缺乏有关。叶酸介导的一碳单位生化代谢通路和生化机制异常是引起或促进叶酸相关疾病的直接原因，因此，深入理解叶酸介导的一碳单位代谢过程及其调控机制，构建叶酸介导的一碳单位代谢网络，将有助于我们认识相关疾病的发生发展机制。

第二节 胞质中叶酸介导的一碳单位代谢

胞质中生成一碳单位的原料主要有甲酸盐、丝氨酸、组氨酸和嘌呤碱基。参与叶酸介导的一碳单位代谢的蛋白按功能可分为四类：①催化生成一碳单位的酶；②催化一碳单位相互转变的酶；③依赖THFA的合成酶；④无催化活性的THFA结合蛋白。但是多数依赖叶酸的酶类具有上述两种或两种以上的活性。胞质中叶酸介导的一碳单位代谢参与合成嘌呤环、dTMP及同型半胱氨酸甲基化形成甲硫氨酸三个相互依存的生物合成途径。下面详细介绍胞质中参与一碳单位代谢的蛋白和酶的催化代谢过程、调节机制和生理学功能，以及目前发现的基因改变对其功能的影响。

一、生成一碳单位的酶

（一）丝氨酸羟甲基转移酶

丝氨酸羟甲基转移酶（serine hydroxy methyl transferase，SHMT）催化丝氨酸

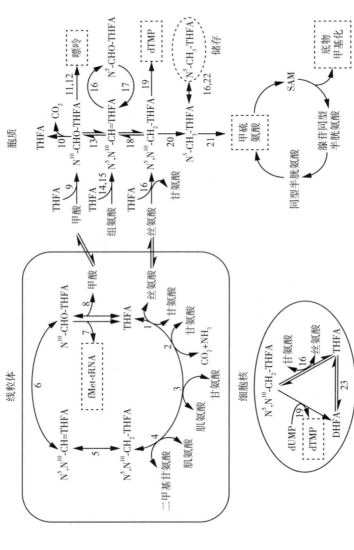

图 2-2 叶酸介导一碳单位代谢总览

1. 丝氨酸羟甲基转移酶 2（线粒体）；2. 甘氨酸裂解酶；3. 肌氨酸脱氢酶；4. 二甲基甘氨酸脱氢酶；5. 亚甲基四氢叶酸脱氢酶（辅酶 NAD）；6. 次甲基四氢叶酸环化水解酶；7. 甲硫氨酰 -tRNA 甲酰转移酶；8. 甲酰基四氢叶酸合成酶；9. 甲酰四氢叶酸脱氢酶；10. 甲酰四氢叶酸环化水解酶；11. 甘氨酸脱氢酶；12.5- 氨基咪唑 -4- 甲酰胺核苷酸甲酰转移酶；13. 次甲基四氢叶酸环化水解酶；14. 甲基四氢叶酸转移酶（胞质）；17. 甲酰亚氨基转移酶（辅酶 NADP）；19. 胸苷酸合酶；20. 亚甲基四氢叶酸还原酶；21. 甲基四氢叶酸 N- 甲基转移酶；22. 甘氨酸 N- 甲基转移酶；23. 二氢叶酸还原酶。

注：叶酸介导的一碳单位代谢发生在胞质、线粒体和细胞核中，其中胞质和细胞核代谢约占总量的 90%。胞质中一碳单位主要作为原料参与合成嘌呤核苷酸，dTMP 和甲硫氨酸循环的代谢过程。线粒体一碳单位主要参与合成甲酰甲硫氨酰 -tRNA，并且作为一碳源形式为胞质提供一碳单位的储存库，以甲酸形式为胞质提供一碳单位的原料。

和甘氨酸及N^5,N^{10}-CH_2-THFA可逆转变，辅酶是维生素B_6的衍生物磷酸吡哆醛。哺乳动物SHMT有两种同工酶：胞质中cSHMT蛋白由*SHMT1*基因编码，在肝、肾、肠和骨骼肌中表达，而线粒体中mSHMT蛋白由*SHMT2*基因编码，在所有细胞中均表达，它们氨基酸序列具有63%的同源性。cSHMT（SHMT1）蛋白是同一亚基组成的四聚体，每个亚基均含有单一的活性中心，其中Lys257共价结合磷酸吡哆醛。SHMT1催化转移丝氨酸3位的羟甲基至THFA生成甘氨酸和N^5,N^{10}-CH_2-THFA。N^5,N^{10}-CH_2-THFA一方面作为胸苷酸合酶的底物参与dTMP的生物合成，另一方面在亚甲基四氢叶酸还原酶（methylenetetrahydrofolate reductase，MTHFR）的作用下，转化为N^5-CH_3-THFA，进一步提供甲基使同型半胱氨酸甲基化形成甲硫氨酸。由于胞质中NADPH/NADP$^+$比值较高而呈现还原性环境，SHMT1来源的N^5,N^{10}-CH_2-THFA很少转变成N^5,N^{10}＝CH-THFA和N^{10}-CHO-THFA参与嘌呤环的生物合成。当反应向丝氨酸合成方向进行时，SHMT1消耗一碳单位代谢库中储存且尚未被利用的N^5,N^{10}-CH_2-THFA，从而削弱了N^5,N^{10}-CH_2-THFA参与dTMP的合成和甲硫氨酸循环。另外，SHMT1亦在糖异生中发挥重要作用，甘氨酸转变成丝氨酸参与糖异生，二者均是生糖氨基酸。

$$\text{丝氨酸＋THFA} \underset{\text{SHMT1}}{\longleftrightarrow} \text{甘氨酸＋}N^5,N^{10}\text{-}CH_2\text{-THFA}$$

（式2-1）

1. 调节：两种SHMT同工酶除上述基本催化活性外，还能够催化N^5,N^{10}-CH_2-THFA不可逆转变成N^5-CHO-THFA。N^5-CHO-THFA不是体内THFA介导的一碳单位参与代谢的辅酶，而是SHMT等依赖叶酸代谢酶类的反馈抑制剂。SHMT可能也作为叶酸结合蛋白发挥作用。

与胞质中其他叶酸介导的一碳单位代谢酶类不同，SHMT1并非广泛表达，而是大量表达在肝、肾和结肠，脑组织也有表达。SHMT1的表达或活性受维生素B_6、维甲酸、锌和铁蛋白等营养素或代谢分子调控。缺乏维生素B_6时，大鼠肝中SHMT1活性下降，在体外培养细胞中SHMT1蛋白表达减少。维甲酸在脊椎动物发育过程中抑制增殖诱导分化，可显著降低SHMT1的mRNA表达水平。相反，锌离子可通过与启动子区的金属离子调控元件结合诱导*SHMT1*基因的转录。铁蛋白重链亚基通过刺激非依赖帽子的翻译过程增强SHMT1的蛋白表达。

2. 生理功能与基因变异：虽然SHMT1和SHMT2的催化反应和物理性质相似，但生理学功能截然不同。在中国仓鼠卵巢细胞缺失线粒体SHMT2导致细胞表现为甘氨酸营养缺陷型，表明SHMT1途径不是甘氨酸合成的主要通路，也不能替代SHMT2的功能。利用培养细胞进行稳定的同位素示踪实验结果发现，与同型半胱氨酸再甲基化相比，SHMT1来源的N^5,N^{10}-CH_2-THFA优先用于dTMP的生物合成，这可能是通过细胞核中依赖细胞周期的dTMP合成途径进行优先利用。细胞培养证明，SHMT1蛋白是N^5-CH_3-THFA的紧密结合蛋白，SHMT1蛋白表达增加能够升高细胞内N^5-CH_3-THFA水平，但限制N^5-CH_3-THFA提供甲基供同型半胱氨酸再甲基化，进而降低SAM水平。

SHMT1最常见的单核苷酸多态（single nucleotide polymorphism，SNP）是C1420T，此SNP导致474位氨基酸由亮氨酸置换为苯丙氨酸（L474F），进而防止SHMT1 SUMO化。这一变异提高了血浆和红细胞叶酸水平，有研究报道可防止神经管缺陷（neural tube defects，NTD）发生，在急性淋巴细胞白血病和恶性淋巴瘤的治疗中也有保护性作用。

（二）甲酰四氢叶酸合成酶

甲酰四氢叶酸合成酶（10-formyl THFA synthetase，FTHFS）是广泛存在于细菌、酵母、植物、昆虫和哺乳动物组织中的甲酸活化酶。真核细胞中FTHFS是一种能够发挥三项催化功能的酶（三功能酶），FTHFS活性位点位于C末端结构域，亦称C_1-THFA合酶。N-末端结构域具有N^5,N^{10}＝CH-THFA环化水解酶（5,10-methenyl THFA cyclohydrolase，MTHFC）和N^5,N^{10}-CH_2-THFA脱氢酶（5,10-methylene THFA dehydrogenase，MTHFD）活性。C_1-THFA合酶由*Mthfd1*基因编码产生。FTHFS可逆催化ATP、THFA和甲酸与N^{10}-CHO-THF和ADP、无机磷酸的互变。

$$\text{HCOOH} + \text{THFA} + \text{ATP} \xrightleftharpoons{\text{FTHFS}} N^{10}\text{-CHO-THFA} + \text{ADP} + \text{Pi}$$

（式2-2）

FTHFS需要一价阳离子（NH_4^+、K^+或Rb^+）维持酶的四级结构和中和甲酸的负电荷减少Km以达到最大催化活性，也需要Mg^{2+}或其他二价金属离子协调底物ATP的β-和γ-磷酸基团参与反应。反应首先是Mg-ATP的γ-磷酸基团通过亲核攻击甲酸形成活化的甲酰磷酸中间物，然后转移到THFA的N^{10}位形成N^{10}-CHO-THFA并释放无机磷酸。

1. 调节：迄今为止，有关FTHFS活性和表达调控的报道很少。THFA和嘌呤核苷酸可抑制其活性。Perry等研究发现一氧化二氮诱导的维生素B_{12}缺乏大鼠模型中FTHFS活性增高，但另一研究小组提示一氧化二氮降低肝的C_1-THFA合酶的表达。哺乳动物 Mthfd1 编码胞质三种活性的C_1-THFA合酶，当DNA合成增多时，其mRNA表达增加。大鼠的C_1-THFA合酶的启动子区含有NF-κB、HNF-4α1、RARα1、C/EBP和PPAR等多个转录因子结合位点，发挥相应的调控作用，而小鼠可通过胰岛素样生长因子1促进其mRNA表达。人的C_1-THFA合酶的启动子区与大鼠等种属不完全相同，其调控机制更为复杂。

2. 生理功能和基因变异：胞质中一碳单位生成的最主要来源是FTHFS催化产生。N^{10}-CHO-THFA一旦生成，可直接参与嘌呤环的合成或随即脱水或还原进入dTMP和甲硫氨酸合成过程。FTHFS活性非常重要，小鼠缺乏FTHFS出现早期胚胎致死的表型。另外，酵母FTHFS蛋白相应基因缺失导致嘌呤营养缺陷型，但是定点突变失活FTHFS三种酶活性并未造成嘌呤营养缺陷型，这些研究表明FTHFS除胞质催化活性外，也直接参与嘌呤的生物合成。

G1958A是人类 Mthfd1 基因最常见的SNP位点，导致FTHFS的C_1-THFA合酶结构域653位谷氨酰胺置换为精氨酸（R653Q）。这一改变对酶的物理结构和催化活性的影响仍不清楚，也不影响同型半胱氨酸、血浆叶酸和红细胞叶酸的水平，但可能会增加一些人群中胎儿发生NTD、严重胎盘早剥和妊娠中期流产风险。

（三）谷氨酸亚氨甲基转移酶与甘氨酸亚氨甲基转移酶

谷氨酸亚氨甲基转移酶（glutamate formininotransferase）与甘氨酸亚氨甲基转移酶（glycine formiminotransferase）的功能是催化胞质中组氨酸和嘌呤分解产生N^5, N^{10}＝CH-THFA进入胞质叶酸介导的一碳单位代谢库。组氨酸、腺嘌呤和鸟嘌呤的咪唑环转变成亚氨基，由THFA承载形成N^5-HN＝CH-THFA。哺乳动物肝细胞中，组氨酸裂解形成亚氨甲基谷氨酸，在谷氨酸亚氨甲基转移酶的作用下与THFA反应生成N^5-HN＝CH-THFA。而亚氨甲基转移酶（formiminotransferase，FT）和亚氨甲基四氢叶酸环化脱氨酶（cyclodeaminase，CD）是FTCD这个双功能酶的两种酶催化活性，位于蛋白质的C-端结构域，迅速把N^5-HN＝CH-THFA转变成N^5,N^{10}＝CH-THFA。嘌呤环裂解产物亚氨甲基甘氨酸也是胞质中叶酸介导的一碳单位的来源，与上述反应类似，在甘氨酸亚氨甲基转移酶作用下生成N^5-NH＝CH-THFA，随后转变成N^5,N^{10}＝CH-THFA进一步参与合成代谢。

$$组氨酸 \xrightarrow{\text{组氨酸裂解酶等}} 亚氨甲基谷氨酸 \qquad （式2-3）$$

$$亚氨甲基谷氨酸 + THFA \xrightarrow{\text{谷氨酸亚氨甲基转移酶}} N^5\text{-HN}＝\text{CH-THFA} + 谷氨酸$$
$$（式2-4）$$

$$N^5\text{-HN}＝\text{CH-THFA} \xrightarrow{\text{亚氨甲基THFA环化脱氨酶}} N^5,N^{10}＝\text{CH-THFA}$$
$$（式2-5）$$

1. 调节：组氨酸和嘌呤碱基分解主要在哺乳动物肝细胞进行，维生素B_{12}、金属离子和THFA可影响其代谢。研究发现维生素B_{12}缺乏时，尿液中亚氨甲基谷氨酸排泄增多，可能是由于维生素B_{12}严重缺乏造成游离的THFA减少，抑制亚氨甲基转移酶的活性。多种阳离子，如Mn^{2+}、Zn^{2+}可抑制谷氨酸亚氨甲基转移酶和甘氨酸亚氨甲基转移酶活性，而THFA可抑制双功能酶中环化脱氨酶的活性。

2. 生理功能和基因变异：胞质一碳单位代谢库中来源于组氨酸和嘌呤碱基代谢产生的准确含量尚不清楚，但是此过程代谢障碍可导致严重的先天性代谢缺陷。组氨酸血症和谷氨酸亚氨甲基转移酶缺陷是常染色体隐性遗传病，分别由于组氨酸酶（histidase，HAL）和亚氨甲基转移酶/环化脱氨酶（FTCD）基因突变所致，均会出现智力缺陷、言语障碍和发育迟缓。严重的亚氨甲基转移酶缺陷常伴有血浆叶酸水平升高。目前发现有三种谷氨酸亚氨甲基转移酶基因变异，R135C突变位于亚氨甲基转移酶结构域的延伸环，与叶酸结合有关；R229P突变破坏了酶的二聚化；1033G插入突变导致FTCD双功能酶中环化脱氨酶失活，只能产生N^5-HN＝CH-THFA，而不能转变成N^5,N^{10}＝CH-THFA。

二、一碳单位互变酶

（一）$N^5,N^{10} = CH$-THFA 环化水解酶和 N^5,N^{10}-CH_2-THFA 脱氢酶

如前所述，哺乳动物 C_1-THFA 合酶是由 *Mthfd1* 编码的同二聚体组成三功能酶，包含两个独立的结构域，C-末端结构域具有 FTHFS 活性，N-末端结构域具有 $N^5,N^{10} = CH$-THFA 环化水解酶（5,10-methenyl THFA cyclohydrolase，MTHFC）和 N^5,N^{10}-CH_2-THFA 脱氢酶（5,10-methylene THFA dehydrogenase，MTHFD）。MTHFC 催化 $N^5,N^{10} = CH$-THFA 和 N^{10}-CHO-THFA 的相互转变，而 MTHFD 是依赖 NADPH 的酶，催化 $N^5,N^{10} = CH$-THFA 和 N^5,N^{10}-CH_2-THFA 的相互转变。

$$N^{10}\text{-CHO-THFA} \xleftrightarrow{\text{MTHFC}} N^5,N^{10} = CH\text{-THFA} \xleftrightarrow{\text{MTHFD}} N^5,N^{10}\text{-}CH_2\text{-THFA}$$

（式2-6）

1. 调节：MTHFC 和依赖 $NADP^+$ 的 MTHFD 均位于 C_1-THFA 合酶 N 端结构域，共享重叠的活性中心，催化 N^{10}-CHO-THFA 和 N^5,N^{10}-CH_2-THFA 的氧化还原互变，MTHFC 催化的反应是此过程的限速步骤。在互变过程中，底物 THFA 没有完全与酶复合体分离，而是通过 MTHFD 和 MTHFC 活性中心的底物通道进行转移，但与胞质中的活性叶酸含量相平衡。利用脱氢反应生成外源的 $N^5,N^{10} = CH$-THFA 不作为底物竞争 MTHFC 的活性中心。底物通道能够在底物浓度较低时保证较高的代谢速率，并避免反应中间产物受到竞争干扰或被降解。

2. 生理功能和基因变异：当脱氢酶催化反应减少时，MTHFC 和 MTHFD 催化生成的 N^5,N^{10}-CH_2-THFA，为胸腺嘧啶核苷酸的合成和同型半胱氨酸的再甲基化提供原料。*Mthfd1* 基因的 R134K SNP 影响 MTHFD/MTHFC 结构域，研究提示增加了绝经后乳腺癌的患病风险。

（二）N^{10}-CHO-THFA 脱氢酶

N^{10}-CHO-THFA 脱氢酶（10-formyl THFA dehydrogenase，FDH）依赖 $NADP^+$ 催化 N^{10}-CHO-THFA 氧化生成 THFA 和 CO_2，此反应不可逆。FDH 包含两个独立

的功能结构域，N-端结构域催化 N^{10}-CHO-THFA 水解生成 THFA 和甲酸，中间为连接区，C-端结构域催化依赖 $NADP^+$ 醛脱氢酶反应。尽管两个结构域功能独立，但二者催化工作同步，是通过 4'-磷酸泛酰巯基乙胺摆动臂与 354 位丝氨酸形成磷酸键在两个活性中心间转移甲酸。

$$N^{10}\text{-CHO-THFA} + H_2O \xrightarrow{\text{FDH}} THFA + HCOOH \qquad （式2\text{-}7）$$

$$HCOOH + NADP^+ \xrightarrow{\text{FDH}} CO_2 + NADPH + H^+ \qquad （式2\text{-}8）$$

FDH 先催化水解反应，由 142 位天冬氨酸活化水分子，通过亲核攻击 N^{10}-CHO-THFA 中的甲酰碳原子生成中间产物水化乙醛。如果没有 $NADP^+$，中间产物将裂解释放甲酸；在 $NADP^+$ 存在时，通过醛脱氢酶样反应方式将中间产物的甲酰基团氧化裂解释放 CO_2。

1. 调节：FDH 是含量最多的叶酸介导的代谢酶之一，主要存在于肝、肾和中枢神经系统。FDH 受 THFA 产物抑制调节，活性中心外还存在 THFA 紧密结合位点。SHMT1 和 C_1-THFA 合酶可能通过 THFA 辅因子通道结合 THFA 从而减弱 FDH 的产物抑制调节。

2. 生理功能和基因变异：FDH 的生理功能尚不清楚，但 C-端的醛脱氢酶活性推测具有如下重要功能。①通过清除过多的 N^{10}-CHO-THFA 进而再生 THFA；②通过将甲酸转变成 CO_2 防止甲酸损害细胞；③调节嘌呤从头合成；④清除过多的 THFA 承载的一碳单位，并以 THFA 形式保存细胞内的叶酸。人成神经细胞瘤相关研究证实了前两个功能，但尚未发现后两个功能的证据。FDH 可调节细胞内 N^{10}-CHO-THFA 浓度和同型半胱氨酸的再甲基化，所以推测 FDH 可能调节叶酸活化的一碳单位供应。

FDH 基因有 2 个 SNP 与绝经后乳腺癌的发生风险有关。[rs2276731（T/C）]增加患癌风险而 [rs2002287（T/C）]降低患癌风险。二者均位于内含子，与编码区的 SNP（V812I、G481S 或 F330V）存在连锁不平衡。

（三）N^5, N^{10}＝CH-THFA 合酶

在 ATP 参与下，N^5, N^{10}＝CH-THFA 合酶（5,10-methenyl THFA synthetase，MTHFS）催化 N^5-CHO-THFA 转变成 N^5, N^{10}＝CH-THFA 的不可逆反应，因此亦

称N^5-CHO-THFA环裂解酶。这是迄今发现的唯一利用N^5-CHO-THFA作为底物的酶。与FTHFS相似，MTHFS也需要Mg^{2+}介导ATP与活性中心的结合。MTHFS催化的反应与SHMT1催化N^5,N^{10}＝CH-THFA合成N^5-CHO-THFA构成一个双向反应循环过程，调节细胞内N^5-CHO-THFA浓度。

MTHFS是通过连续攻击实现催化，N^5-CHO-THFA的甲酰氧亲核攻击ATP γ-磷酸形成N^5-亚氨磷酸中间产物，随后被N^{10}亲核攻击环化形成磷酸咪唑烷四面体中间产物。活性中心中的芳香族酪氨酸残基使MTHFS形成口袋状空间结构，使N^{10}亲核攻击N^5亚氨磷酸成为可能。上述两步是可逆反应，接着磷酸咪唑烷四面体中间产物裂解释放磷酸生成N^5,N^{10}＝CH-THFA，这一步反应不可逆。

1. 调节：人MTHFS在所有组织均有表达，肝、心、肾组织中mRNA水平最高，脑组织最低。MTHFS的活性主要受辅酶叶酸水平调节，N^5-CH_3-THFA和N^{10}-CHO-THFA与MTHFS的产物类似，是MTHFS的紧密结合抑制物。

2. 生理功能和基因变异：目前发现MTHFS有两种代谢作用。在培养的细胞模型中表达人MTHFS cDNA可以导致单谷氨酸形式的叶酸分解代谢增强，表明MTHFS可能通过影响叶酸的流通量调节细胞内叶酸水平。MTHFS还能够通过两种机制促进嘌呤的从头合成：①MTHFS可以减少嘌呤合成酶5-氨基咪唑-4-甲酰胺核苷酸甲酰转移酶（phosphoribosyl aminoimidazole carboxamide formyl transferase，AICARFT）的抑制剂N^5-CHO-THFA；②MTHFS通过增加细胞代谢库N^{10}-CHO-THFA含量和提高N^{10}-CHO-THFA与嘌呤合成酶AICARFT和/或甘氨酰胺核苷酸甲酰转移酶（phosphoribosyl glycinamide formyl transferase，GARFT）结合。

MTHFS T202A变异的生理意义和对叶酸含量及嘌呤合成的影响需进一步研究，目前结果显示与肺癌的不良预后有关。

（四）N^5,N^{10}-CH_2-THFA还原酶

N^5,N^{10}-CH_2-THFA还原酶（5,10-methylene THFA reductase，MTHFR）是包含黄素蛋白的同二聚体。每个亚基的C-端结构域含有变构抑制剂S腺苷甲硫氨酸（SAM）的结合位点，N-端结构域具有催化作用，由NADPH提供氢使N^5,N^{10}-CH_2-THFA还原生成N^5-CH_3-THFA，从而为同型半胱氨酸转变成甲硫氨酸提供甲基。生物体内MTHFR催化反应不可逆，N^5-CH_3-THFA在机体中只参与甲硫氨酸

的生物合成过程。

MTHFR 催化的反应由氧化和还原两部分反应组成。在还原反应中，NADPH 上 4S-H 以氢化物的形式转移到辅酶黄素腺嘌呤二核苷酸（flavin adenine dinucleotide，FAD）N^5 位，随后 $NADP^+$ 与酶脱离，N^5,N^{10}-CH_2-THFA 结合进来。氧化反应中，N^5,N^{10}-CH_2-THFA 在普通酸性催化下 N^{10} 位发生质子化，咪唑烷环打开形成 N^5 亚氨离子中间物，随即 FAD 携带的氢转移到 N^5,N^{10}-CH_2-THFA 的亚甲基生成 N^5-CH_3-THFA。

1. 调节：MTHFR 活性对甲硫氨酸循环非常重要，可以避免细胞内同型半胱氨酸水平过高。MTHFR 转录的复杂性决定了其多层次表达调控。MTHFR 外显子 1 存在广泛的可变剪接，产生 5'-UTR 长度不同的转录本。5'-UTR 长度影响翻译效率，长度越长、GC 含量越高的 5'-UTR，翻译起始复合物的形成越慢。多聚腺苷酸（polyA）尾中腺苷酸数量不同导致 MTHFR 不同转录本的 3'-UTR 长度不同。此外，两个不同启动子和翻译起始位点产生两种亚型 MTHFR 蛋白，从上游启动子转录而翻译起始于下游 AUG 生成 70kDa 蛋白，从下游启动子开始转录而从上游 AUG 起始翻译成 77kDa 蛋白，后者受组织特异性 NF-κB 的调控。在蛋白水平，MTHFR 活性受细胞内 S-腺苷甲硫氨酸/S-腺苷同型半胱氨酸（SAM/AdoHcy）比例调控。MTHFR 存在两种空间构型：无活性的紧张态（T 态）和有活性的疏松态（R 态）。SAM 易与 MTHFR 失活的 T 态结合，因此，增加了细胞内 T/R 比例。虽然 AdoHcy 本身不影响 MTHFR 活性，但能够与 SAM 竞争其酶结合位点，反而消除 SAM 对 MTHFR 的抑制作用。MTHFR N-端结构域中 34 位苏氨酸磷酸化可以降低 SAM 对酶的抑制作用，改变 T 态和 R 态的平衡，有助于形成活性的 R 态。NADPH 作为 MTHFR 催化反应的供氢体，与 R 态结合，因此，可看作 SAM 的拮抗剂。

2. 生理功能和基因变异：MTHFR 是联系核苷酸合成和依赖 SAM 的甲基化反应的纽带，MTHFR 活性可以减少用于 DNA 合成的一碳单位，而增加 N^5-CH_3-THFA 含量，用于甲基化同型半胱氨酸生成甲硫氨酸，随后再活化形成 SAM。因此，尽管 MTHFR 表达广泛，但是在睾丸组织中其 mRNA 表达最高，所以甲基化在精子细胞成熟和基因组印迹过程中起重要作用。5% ～ 20% 北美和欧洲人发生轻微的 MTHFR 缺陷，MTHFR 缺陷人群的酶活性下降至 35% ～ 45%，是最常见的先天性叶酸代谢缺陷，最主要的原因是 C677T SNP 多态，导致蛋白催化结构域 A222V 改变。C677T 不影响 MTHFR 的动力学性质，但是改变 α5 螺旋使辅酶 FAD

的丢失增加，并导致蛋白热不稳定。轻微的MTHFR缺陷常常伴有轻微的高同型半胱氨酸血症，尤其是患者叶酸水平较低时，也会降低血浆和红细胞的叶酸水平。临床病例观察证实C677T与NTD、唇腭裂、冠心病、血栓形成和精神分裂症高发病风险相关，同时临床上C677T是急性淋巴细胞白血病、急性小儿白血病和结直肠癌的保护性基因型。

A1298C（E429A）是MTHFR另一个常见SNP，与C677T存在强连锁不平衡。与位于蛋白N-端结构域C677T不同，A1298C影响蛋白C-端调节结构域，但酶的催化活性与野生型几乎无差别。A1298C多态性个体表现红细胞叶酸水平升高，但维生素B_{12}、血浆叶酸和同型半胱氨酸变化均不明显。临床上A1298C是降低急性淋巴细胞白血病和急性小儿白血病风险的保护性基因型。

三、合成酶类

（一）甘氨酰胺核苷酸甲酰转移酶和5-氨基咪唑-4-甲酰胺核苷酸甲酰转移酶

嘌呤核苷酸从头合成是在5-磷酸核糖焦磷酸（phosphoribosyl pyrophosphate，PRPP）基础上，由谷氨酰胺、甘氨酸、一碳单位、天冬氨酸和二氧化碳提供嘌呤环元素来源，在PRPP合成酶、酰胺转移酶等酶催化下经过10步反应生成次黄嘌呤单核苷酸（inosine monophosphate，IMP）（图2-3），然后再转变成腺嘌呤单核苷酸和鸟嘌呤单核苷酸。在合成嘌呤环的10步反应中，其中有两步是叶酸介导的一碳单位参与的反应。第三步反应，甘氨酰胺核苷酸甲酰转移酶（glycinamide phosphoribosyl formyltransferase，GARFT）转移N^{10}-CHO-THFA的甲酰基给甘氨酰胺核苷酸（glycinamide ribotide，GAR）形成甲酰甘氨酰胺核苷酸（formyl glycinamide ribonucletide，FGAR），并释放游离的THFA。第九步反应，5-氨基咪唑-4-甲酰胺核苷酸甲酰转移酶（phosphoribosyl aminoimidazole carboxamide formyltransferase，AICARFT）将N^{10}-CHO-THFA的甲酰基转移给5-氨基咪唑-4-甲酰胺核苷酸（aminoimidazole carboxomide，AICAR）形成5-甲酰氨基咪唑-4-甲酰胺核苷酸（formylaminoimidazole carboxomide，FAICAR）和THFA。在真核细胞中，GARFT和AICARFT均属多功能酶。C-端结构域发挥GARFT活性，蛋白

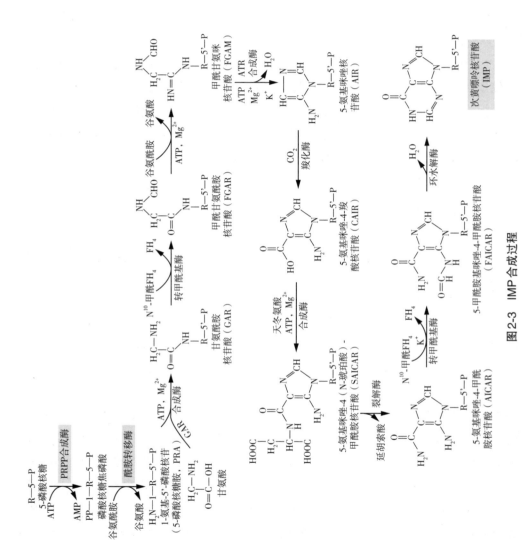

图 2-3 IMP 合成过程

还具有GAR合成酶（GARS）和氨基咪唑核苷酸合成酶（aminoimidazole ribotide synthetase，AIRS）活性；AICARFT和IMP环化水解酶位于同一多肽链。存在于GARFT、GARS和AIRS的底物通道驱动AICARFT催化反应生成FAICAR，随即在环化水解酶作用下生成IMP。

GARFT与AICARFT催化反应相似，但反应机制完全不同。GARFT催化反应有序进行，N^{10}-CHO-THFA与活性中心His108和Asn106相互作用结合，Asp144与His108形成盐桥帮助GAR亲核攻击N^{10}-CHO-THFA。一个水分子的氢键结合于Asp144将GAR氨基上的质子转移至THFA的N^{10}位。与GAR不同，AICAR含有相对非亲核攻击的C5胺，必须激活后才能进行甲酰化反应。可能机制是Phe542使AICAR甲酰胺定向排布在咪唑环平面之上，甲酰胺氢键结合C5氨基而增强胺的亲核攻击性，氨基经His268去质子伴发亲核攻击N^{10}-CHO-THFA。反应的过渡态由Lys267稳定，在随后的THFA质子化中发挥作用。

1. 调节：目前，人们对GARFT和AICARFT的组织特异性和基因调控知之尚少。GARFT基因启动子区含有4个SP1结合位点，但这些位点在转录调控中的作用仍未确定。

2. 生理功能：GARFT和AICARFT分别催化甲酰基进入嘌呤环C8和C2，在嘌呤核苷酸从头合成中发挥重要作用。嘌呤核苷酸可以作为DNA、RNA、辅酶、能量转移分子和调节因子合成的原料。尽管补救途径是分化的哺乳动物细胞嘌呤核苷酸合成的主要来源，但在人胚胎发育中嘌呤核苷酸主要由从头途径提供。

与正常细胞相比，癌细胞更加依赖嘌呤核苷酸的从头合成。因此，GARFT和AICARFT可作为化疗药靶点。洛美曲索（6-R-dideazatetrahydrofolate，DDATHF，Lometrexol）是特异靶向GARFT的抗叶酸药。与酶的天然底物相比，DDATHF 5,10位含有碳原子使其不能作为底物反应。抗代谢物甲氨蝶呤（4-氨基-10-甲基蝶酰谷氨酸4-amino-10-methylpteroylglutamic acid，methotrexate，MTX）通过耗减N^{10}-CHO-THFA失活多种叶酸依赖酶，包括GARFT和AICARFT。MTX和二氢叶酸多谷氨酸抑制AICARFT活性可产生抗炎作用。

AICARFT基因最常见SNP是C347G（T116S），可增加风湿性关节炎患者对MTX的治疗反应。A1277G（K426R）是AICARFT基因的另一突变，变异后酶活性完全消失，可能干扰了K^+结合而影响酶空间结构稳定性，此突变是在一个四岁女童的一条等位基因上被发现的，患儿表现为严重的智力障碍、癫痫、容貌异常和先天性失明。同时，她的另一等位基因第二外显子由于125-129插入GGGAT/130-132缺失GCT导致AICARFT发生移码突变，而且增加了mRNA的不稳定性。

（二）胸苷酸合酶

胸苷酸合酶（thymidylate synthase，TS）依赖N^5,N^{10}-CH_2-THFA催化dUMP甲基化生成dTMP，是合成DNA的原料前体。这是体内叶酸参与的唯一既提供一碳单位又提供氢的反应。当细胞内N^5,N^{10}-CH_2-THFA含量有限时，TS需要与MTHFR竞争，因而同型半胱氨酸水平会间接影响TS表达。

TS催化反应首先打开咪唑环，激活N^5,N^{10}-CH_2-THFA辅酶形成活化的5-亚氨阳离子。一方面TS辅助的N^{10}质子化，质子化的水分子充当一般酸性催化剂，另一方面N^{10}和活性中心氨基酸残基（如Glu60）间形成氢键帮助咪唑环打开。dUMP也需要活化，Cys198硫醇基直接攻击底物C6形成亲核的烯醇化物或转移氢给水分子。接着烯醇化物攻击C6的亚氨离子形成三价中间复合物。Tyr146辅助C5去质子化，THFA随后从复合物脱离，形成环外的亚甲基中间产物。最后THFA中的氢转移至中间产物生成产物dTMP和二氢叶酸。

$$\text{dUMP} + N^5,N^{10}\text{-}CH_2\text{-THFA} \xrightarrow{\text{TS}} \text{dTMP} + \text{DHFA} \qquad （式2-9）$$

1. 调节：TS是管家基因，其在分裂细胞中表达显著升高。尽管在细胞周期从G_1到S期过程中其蛋白和mRNA水平升高，但TS基因转录保持不变，提示调控主要发生在转录后水平。转录起始点下游的拼接内含子和启动子区数个转录控制元件调控TS的细胞周期依赖性表达。转录因子GABP协同SP1与Ets位点结合增强TS启动子活性。小鼠增殖细胞S期特异表达基因必须含有LSF元件。在G_0和G_1期，E2F与视网膜母细胞瘤肿瘤抑制基因、组蛋白脱乙酰化酶及染色质重塑蛋白SWI/SF相互作用形成抑制复合物抑制TS基因的转录。异位表达的E2F可抵消此抑制作用。

除不同启动子元件的调节外，多聚腺苷酸化、位点特异性剪切和抑制翻译也可调控TS表达。TS含有2个聚腺苷酸信号，导致3'-UTR长度不同，影响mRNA的稳定性。天然的反义RNA（rTSα）由rTS基因编码产生，与TS基因的3'端重叠，通过诱导TS RNA位点特异性剪切下调TS的表达。在缺乏辅酶叶酸结合时，

TS可与自身mRNA结合从而抑制翻译。

2. 生理功能和基因变异：TS催化的反应是dTMP从头合成的唯一途径，因而TS是确保DNA复制和修复不可缺少的酶。无论基因多态性还是药物损伤TS酶活性，均与DNA合成抑制、尿嘧啶错误掺入DNA、染色体损伤、脆性位点诱导和细胞凋亡、死亡密切相关。

因为在DNA合成中的重要作用，TS是多种抗肿瘤药如氟尿嘧啶类5-氟尿嘧啶（5-fluorouracil）、5-氟-2-脱氧尿苷（5-fluoro-2-deoxyuridine）和叶酸拮抗剂类雷替曲塞（raltitrexed）、培美曲塞（pemetrexed）和MTX的作用靶点。这些化疗药物代谢衍生物可抑制TS活性，广泛应用于头颈肿瘤、乳腺癌、胃癌和结肠癌治疗。尽管上述药物降低TS催化活性，它们也抑制了TS结合自身mRNA或降低了泛素非依赖蛋白分解速率，进而增加细胞内TS的含量，引起细胞耐药。

在TS 5'-UTR区常见一富含G/C 28nt串联重复多态，重复次数可变，多数是2次或3次重复，会影响患者对靶向TS化疗药的反应。重复片段中存在USF-1转录因子结合位点，作为TS启动子的增强子，也可增加TS翻译。因此，2R/2R基因型个体TS蛋白合成低于3R/3R基因型个体，氟尿嘧啶和MTX治疗效果较好，但是对正常组织细胞毒性亦增强。3R等位基因的第二次重复和2R等位基因的第一次重复之间存在G→C多态，导致TS表达下降，原因可能是多态干扰USF-1结合位点。

另一TS基因变异造成转录本3'-UTR出现6bp插入/缺失，影响mRNA稳定性和翻译，导致TS表达下降。这一变异还会升高红细胞叶酸水平、降低同型半胱氨酸水平。纯合子插入型增加脊柱裂发生风险，特别是伴有2R/2R基因变异时。

（三）甲硫氨酸合成酶

哺乳动物甲硫氨酸合成酶（methionine synthase，MS）辅酶是钴胺素（维生素B_{12}），依赖N^5-CH_3-THFA提供甲基，催化同型半胱氨酸转变成甲硫氨酸。

$$同型半胱氨酸 + N^5\text{-}CH_3\text{-}THFA \xrightarrow{\text{MS}} 甲硫氨酸 + THFA$$

（式2-10）

MS由四个功能模块组成不同的结合结构域，N-端模块利用$(Cys)_3Zn^{2+}$结合同型半胱氨酸，第二模块结合活化的 N^5-CH_3-THFA，第三模块结合钴胺素，C-端模块结合 S-腺苷甲硫氨酸（S-adenosyl methionine，SAM），也是辅酶钴胺素还原再生所必需的。反应起始 N^5-CH_3-THFA 使钴胺素（Ⅰ）甲基化形成 MS-甲基化钴胺素（Ⅲ）中间产物和 THFA，随后甲基转移到同型半胱氨酸生成甲硫氨酸，并再生钴胺素（Ⅰ）用于下一次甲基化循环。钴胺素（Ⅰ）和 MS-甲基化钴胺素（Ⅲ）分别对氧化和光分解敏感，会形成钴胺素（Ⅱ）进而引起 MS 失活。失活的哺乳动物 MS 经 MS 还原酶（结合 NADPH/FAD/FMN 的 P450 还原酶类蛋白）产生的还原当量再活化。

1. 调节：MS 表达主要通过维生素 B_{12}、顺式作用元件和一氧化二氮调节。维生素 B_{12} 在辅助蛋白帮助下与 5'-UTR 的核糖体进入位点相互作用促进 MS 翻译。人 MS 的 mRNA5' 前导序列包含 2 个开放阅读框，能与 40S 核糖体小亚基识别结合进而抑制 MS 的翻译。由于营养不良或一氧化二氮暴露引起维生素 B_{12} 缺乏，导致胞质叶酸主要以 N^5-CH_3-THFA 形式存在，进而抑制核苷酸的合成。维生素 B_{12} 缺乏引起的 N^5-CH_3-THFA 累积作用被称为"甲基陷阱"，因为 MTHFR 催化反应是不可逆的，而 MS 是体内唯一利用 N^5-CH_3-THFA 的酶。当细胞内维生素 B_{12} 充足，SAM 反馈抑制 MTHFR，减少 N^5-CH_3-THFA 合成避免甲基陷阱产生和保证胸腺嘧啶合成所需 N^5,N^{10}-CH_2-THFA。当甲硫氨酸充足时，SAM 反馈抑制亦可保证其他一碳单位用于合成 DNA 的原料。

2. 生理功能和基因变异：MS 发挥三种重要作用。①再生 THFA 辅酶；②合成必需氨基酸甲硫氨酸；③清除细胞内冠心病、NTD 和阿尔茨海默病的危险因子之一的同型半胱氨酸。MS 敲除小鼠出现胚胎致死提示 MS 是一种必需的酶。尽管甜菜碱同型半胱氨酸甲基化转移酶也可以将同型半胱氨酸甲基化成甲硫氨酸，但仅在肝和肾组织表达，MS 则广泛表达在各组织。

MS 的罕见突变如 P1173L 导致常染色体隐性疾病，与同型半胱氨酸血症、低甲硫氨酸血症、巨幼红细胞性贫血、神经功能障碍和智力迟钝密切相关。A2756G SNP 影响甲基化和维生素 B_{12} 辅酶的再活化，导致血浆同型半胱氨酸水平升高，引起越来越多的临床改变。A2756G 与结直肠癌、乳腺癌和肺癌异常甲基化正相关，也是胎儿脊柱裂、颌面裂、唐氏综合征、系统性红斑狼疮、双相障碍和精神分裂的危险因子。

第三节　线粒体一碳单位代谢

与胞质一碳单位代谢相比，目前人们对线粒体内一碳单位代谢所知甚少，对其调节几乎一无所知，庆幸的是，多个胞质中催化叶酸活化的一碳单位转变的酶在线粒体中也有同工酶。不同于胞质，线粒体内叶酸携带的一碳单位相互转变是朝向甲酸生成的氧化反应进行，并且还原当量的供体不同。细胞内约有40%的叶酸以稳定的储存方式存在于线粒体，不与胞质交换。线粒体一碳单位代谢的主要功能：①为胞质中的一碳单位代谢提供甲酸形式的一碳单位；②生成甘氨酸；③为线粒体蛋白合成提供甲酰甲硫氨酰-tRNA。线粒体在叶酸依赖的丝氨酸转化为甘氨酸和甲酸过程中的作用，是建立在线粒体能独立将甘氨酸转化为丝氨酸和甲酸的基础之上，因此，叶酸介导的一碳单位代谢在线粒体和胞质的交换有助于其供体丝氨酸、甘氨酸和甲酸盐间的转换。

线粒体叶酸代谢对甘氨酸合成的重要性在突变筛选出的甘氨酸营养缺陷型CHO细胞互补群中研究证实。编码线粒体叶酸依赖蛋白SHMT2（glyA）和线粒体叶酸转运蛋白（glyB）基因是甘氨酸合成必不可少的，这两个基因突变可获得甘氨酸营养缺陷型细胞株。另外，研究显示线粒体能高效地将丝氨酸转变成甘氨酸和甲酸盐，体外分离小鼠线粒体研究也表明能够利用丝氨酸合成甲酸盐。

一、一碳单位生成酶

（一）线粒体丝氨酸羟甲基转移酶

丝氨酸是人线粒体THFA介导的一碳单位合成的主要原料，催化线粒体中丝氨酸代谢生成甲酸盐和甘氨酸的酶是丝氨酸羟甲基转移酶同工酶2（SHMT2），辅酶是磷酸吡哆醛。尽管胞质和线粒体SHMT同工酶物理性质、催化特性相似，但生理学功能截然不同。如前所述，SHMT2基因缺陷CHO细胞是甘氨酸营养缺陷型；对人MCF-7细胞的研究发现丝氨酸C3是胞质产生一碳单位的主要来源。SHMT2也催化甘氨酸转变成丝氨酸再异生成糖。

不同于胞质SHMT1同工酶，SHMT2在人类所有组织表达，对磷酸吡哆醛含量敏感。*SHMT2*转录受转录因子myc调控，与胞质一碳单位代谢相适应。在敲除c-myc细胞中外源表达*SHMT2* cDNA可部分补偿myc缺失的生长抑制。

（二）甘氨酸裂解系统和氨甲基转移酶

甘氨酸裂解酶系（glycine cleavage system，GCS）是一种多酶复合体，催化甘氨酸氧化生成CO_2、NH_3和N^5,N^{10}-CH_2-THFA，此反应可逆。多酶复合体包括四种蛋白：①P蛋白，依赖辅酶磷酸吡哆醛催化甘氨酸脱羧反应。②H蛋白，需要硫辛酸的递氢体。③T蛋白，依赖THFA的氨甲基转移酶（aminomethyl transferase，AMT）。④L蛋白，二氢硫辛酸脱氢酶。复合体位于线粒体内膜，主要表达在肝、肾、脑神经胶质－星型胶质系（glia-astrocyte lineage）和发育过程中的神经上皮。人体稳定同位素示踪研究显示近40%甘氨酸代谢经GCS催化，而且甘氨酸分解产生的N^5,N^{10}-CH_2-THFA是胞质嘌呤和胸腺嘧啶合成原料的主要提供者。

GCS对胚胎正常发育非常重要。非酮性高甘氨酸血症（nonketotic hyperglycinemia，NKH）是一种常染色体隐性先天代谢缺陷疾病，导致甘氨酸在中枢神经系统及其他组织蓄积，临床表现为重度智力发育迟滞、癫痫、呼吸暂停和肌张力减退。临床观察证实NKH常常与P蛋白或T蛋白突变有关。

（三）二甲基甘氨酸脱氢酶和肌氨酸脱氢酶

胆碱的氧化分解过程如下：胆碱→甜菜碱→二甲基甘氨酸→肌氨酸→甘氨酸。二甲基甘氨酸和肌氨酸分解代谢在肝线粒体基质进行，分别由二甲基甘氨酸脱氢酶（dimethylglycine dehydrogenase，DMGDH）和肌氨酸脱氢酶（sarcosine dehydrogenase，SDH）催化。这两个酶含有FAD，是肝中主要的叶酸结合蛋白。反应机制仍不清楚，但是产生的电子最终转运到呼吸链。

先天性胆碱代谢障碍与DMGDH和SDH缺乏有关。DMGDH缺陷导致肌疲劳和体臭；SDH缺乏引起高肌氨酸血症，是一种罕见的常染色体异常，伴有显著的多发症状，包括智力发育迟滞和生长障碍。

（四）N^{10}-CHO-THFA 合成酶

将丝氨酸的羟甲基转变成甲酸最后一步是通过 N^{10}-CHO-THFA 形成甲酸，此反应在线粒体进行，是 FTHFS 催化的逆反应，ADP/ATP 比值下降促进其进行。线粒体含有哺乳动物细胞广泛存在的 *Mthfd1* 基因编码的单功能 FTHFS 酶，进一步研究证明 FTHFS 主要作用是利用 N^{10}-CHO-THFA 生成甲酸。

二、催化一碳单位互变酶

$N^5,N^{10}=$CH-THFA 环化水解酶和 N^5,N^{10}-CH_2-THFA 脱氢酶

人线粒体含有 MTHFD 和 MTHFC 的同工酶，均由 *Mthfd2* 基因编码，是从 *Mthfd1* 基因复制突变进化形成。*Mthfd2* 不编码 FTHFS 活性，线粒体 MTHFD 活性不同于胞质中的 MTHFD，依赖 NAD 驱使氧化反应产生 N^{10}-CHO-THFA。*Mthfd2* 是小鼠发育阶段的必需基因，但在成体组织未发现，其表达仅限于胚胎和转化细胞。研究发现敲除小鼠胚胎成纤维细胞中 *Mthfd2* 会产生甘氨酸营养缺陷型，这与其由丝氨酸产生甲酸盐的作用相一致，因此，胚胎细胞存在依赖叶酸的丝氨酸生成甲酸的完整代谢途径，而成体组织缺乏 MTHFD 和 MTHFC 的活性。

三、生物合成酶

甲硫氨酰-tRNA^fMet 甲酰转移酶

线粒体和原核生物蛋白合成起始需要甲酰甲硫氨酰-tRNA^fMet（fMet-tRNA^fMet），由 N^{10}-CHO-THFA 提供甲酰基，再由 fMet-tRNA^fMet 甲酰转移酶（methionyl-tRNA^fMet formyltransferase，MFT）催化生成。这是线粒体中除氨基酸互变外唯一利用一碳单位进行合成的反应。尽管 MFT 缺陷型酿酒酵母线粒体功能和蛋白合成正常，但是在严苛条件下 MFT 提供选择优势。Met-tRNA 甲酰化有助于起始因子 2（initiation factor，IF-2）特异性识别；IF-2 与 fMet-tRNA 结合亲和力较 Met-tRNA 高 25 倍；在 IF-2 存在条件下，线粒体中的核糖体与 fMet-tRNA 结合亲和力较 MettRNA高50倍。

第四节　细胞核一碳单位代谢

越来越多的证据表明叶酸介导胸腺嘧啶核苷酸合成不仅在胞质内，而且在细胞核内，核内叶酸含量约占细胞总叶酸10%。在一些哺乳动物细胞S期细胞核内发现TS和SHMT1，组成胸苷酸合成循环的TS、SHMT1和DHFR三个酶都是UBC9介导的SUMO化修饰底物，而S期SUMO修饰的靶蛋白定位在细胞核内。核TS可能与DNA聚合酶α、核糖核苷酸还原酶、胸苷酸激酶、NDP激酶、DHFR以及SHMT1形成复制酶复合体。与TS和DHFR相比，SHMT1组织特异性范围窄，所以不是所有细胞都可以在胞核合成胸苷酸。虽然胞核合成dTMP的细胞生物学意义仍不清楚，但推测复制酶复合体催化的dTMP从头合成直接与S期复制叉活动密切相关，能够减少尿嘧啶错误掺入DNA。

叶酸介导的一碳单位代谢异常与神经管缺陷、心血管疾病和肿瘤等疾病的发生有关。叶酸及其他B族维生素的缺乏和/或相关基因的突变或多态性均会干扰一碳单位的代谢过程。显然它们可能存在基因－营养的交互作用，而且与叶酸相关的病理学改变的发生和发展过程中的生化机制及病因学代谢途径的研究还没有结果。在以后的研究中，可利用基因工程小鼠模型和酶抑制剂等研究基因－营养的相互作用和与叶酸相关的病理学改变机制。

参 考 文 献

［1］周春燕，药立波. 生物化学与分子生物学［M］. 9版. 北京：人民卫生出版社，2018：187-189，197-203.

［2］GERALD LITWACK. Vitamins and hormones（Folic acid and folates）［M］. Amsterdam：Elsevier，2008：318-369.

［3］ANDERSON DD，WOELLE CF，STOVER PJ. Small ubiquitin-like modifier-1（SUMO-1）modification of thymidylate synthase and dihydrofolate reductase［J］. Clin Chem Lab Med，2007，45（12）：1760-1763.

［4］ANGUERA MC，FIELD MS，PERRY C，et al. Regulation of folate-mediated one-carbon metabolism by 10-formyltetrahydrofolate dehydrogenase［J］. J Biol Chem，2006，281（27）：

18335-18342.

[5] WANI NA, HAMID A, KAUR J. Folate status in various pathophysiological conditions [J]. IUBMB Life, 2008, 60 (12): 834-842.

[6] ANGUERA MC, FIELD MS, PERRY C, et al. Regulation of folate-mediated one-carbon metabolism by 10-formyltetrahydrofolate dehydrogenase [J]. J Biol Chem, 2006, 281 (27): 18335-18342.

[7] HANSEN MF, GREIBE E, SKOVBJERG S, et al. Folic acid mediates activation of the pro-oncogene STAT3 via the Folate Receptor alpha [J]. Cell Signal, 2015, 27 (7): 1356-1368.

[8] BISSOON-HAQQANI S, MOYANA T, JONKER D, et al. Nuclear expression of thymidylate synthase in colorectal cancer cell lines and clinical samples [J]. J Histochem Cytochem, 2006, 54 (1): 19-29.

[9] BOSCO P, GUEANT-RODRIGUEZ RM, ANELLO G, et al. Methionine synthase (MTR) 2756 (A-G) polymorphism, double heterozygosity methionine synthase 2756 AG/methionine synthase reductase (MTRR) 66 AG, and elevated homocysteinemia are three risk factors for having a child with Down syndrome [J]. Am J Med Genet, 2003, A 121 (3): 219-224.

[10] BURZYNSKI M, DURIAGIN S, MOSTOWSKA M, et al. MTR 2756 A-G polymorphism is associated with the risk of systemic lupus erythematosus in the Polish population [J]. Lupus, 2007, 16 (6): 450-454.

[11] WANG Q, LU K, DU H, et al. Association between cytosolic serine hydroxymethyltransferase (SHMT1) gene polymorphism and cancer risk: a meta-analysis [J]. Biomed Pharmacother, 2014, 68 (6): 757-762.

[12] DONG Y, WANG X, ZHANG J, et al. Raltitrexed's effect on the development of neural tube defects in mice is associated with DNA damage, apoptosis, and proliferation [J]. Mol Cell Biochem, 2015, 398 (1-2): 223-231.

[13] PAI YJ, LEUNG KY, SAVERY D, et al. Glycine decarboxylase deficiency causes neural tube defects and features of non-ketotic hyperglycinemia in mice[J]. Nat Commun, 2015, 4(6): 6388.

[14] JI Y, WU Z, DAI Z, et al. Nutritional epigenetics with a focus on amino acids: implications for the development and treatment of metabolic syndrome [J]. J Nutr Biochem, 2016, 27 (3): 1-8.

[15] CHRISTENSEN KE, MACKENZIE RE. Mitochondrial one-carbon metabolism is adapted to the specific needs of yeast, plants and mammals [J]. Bioessays, 2006, 28 (6): 595-605.

[16] MEISER J, TUMANOV S, MADDOCKS O, et al. Serine one-carbon catabolism with formate overflow [J]. Sci Adv, 2016, 282 (10): e1601273.

[17] DUCKER GS, GHERGUROVICH JM, MAINOLFI N, et al. Human SHMT inhibitors reveal defective glycine import as a targetable metabolic vulnerability of diffuse large B-cell lymphoma [J]. Proc Natl Acad Sci U S A, 2017, 114 (43): 11404-11409.

[18] MACMILLAN L, TINGLEY G, YOUNG SK, et al. Cobalamin Deficiency Results in Increased Production of Formate Secondary to Decreased Mitochondrial Oxidation of One-Carbon Units in Rats [J]. J Nutr, 2018, 148 (3): 358-363.

[19] MUNTJEWERFF JW, KAHN RS, BLOM HJ, et al. Homocysteine, methylenetetrahydrofolate reductase and risk of schizophrenia: A meta-analysis [J]. Mol. Psychiatry, 2006, 11 (2): 143-149.

[20] DE MARCO P, MERELLO E, CALEVO MG, et al. Evaluation of a methylenetetrahydrofolate-dehydrogenase 1958G>A polymorphism for neural tube defect risk [J]. J Hum Genet, 2006, 51 (2): 98-103.

[21] DERVIEUX T, FURST D, LEIN DO, et al. Polyglutamation of methotrexate with common polymorphisms in reduced folate carrier, aminoimidazole carboxamide ribonucleotide transformylase, and thymidylate synthase are associated with methotrexate effects in rheumatoid arthritis [J]. Arthritis Rheum, 2004, 50 (9): 2766-2774.

[22] DI PIETRO E, SIROIS J, TREMBLAY ML, et al. Mitochondrial NAD-dependent methylenetetrahydrofolate dehydrogenase-methenyltetrahydrofolate cyclohydrolase is essential for embryonic development [J]. Mol Cell Biol, 2004, 22 (12): 4158-4166.

[23] MOSTOWSKA A, HOZYASZ KK, JAGODZINSKI PP. Maternal MTR genotype contributes to the risk of non-syndromic cleft lip and palate in the Polish population [J]. Clin Genet, 2006, 69 (6): 512-517.

[24] DINOPOULOS A, MATSUBARA Y, KURE S. Atypical variants of nonketotic hyperglycinemia [J]. Mol Genet Metab, 2005, 86 (1-2): 61-69.

[25] DONATO H, KRUPENKO NI, TSYBOVSKY Y, et al. 10-Formyltetrahydrofolate dehydrogenase requires a 4-phosphopantetheine prosthetic group for catalysis [J]. J Biol Chem, 2007, 282 (47): 34159-34166.

[26] MUNTJEWERFF JW, HOOGENDOORN ML, KAHN RS, et al. Hyperhomocysteinemia, methylenetetrahydrofolate reductase 677TT genotype, and the risk for schizophrenia: A Dutch population based case-control study [J]. Am J Med. Genet, 2005, 135 (1): 69-72.

[27] FIELD MS, SZEBENYI DM, STOVER PJ. Regulation of de novo purine biosynthesis by methenyltetrahydrofolate synthetase in neuroblastoma [J]. J Biol Chem, 2007, 281 (7): 4215-4221.

[28] FIELD MS, SZEBENYI DM, PERRY CA, et al. Inhibition of 5,10-methenyltetrahydrofolate synthetase [J]. Arch Biochem Biophys, 2007, 458 (2): 194-201.

[29] GAUGHAN DJ, BARBAUX S, KLUIJTMANS LA, et al. The human and mouse methylenetetrahydrofolate reductase (MTHFR) genes: Genomic organization, mRNA structure and linkage to the CLCN6 gene [J]. Gene, 2002, 257 (2): 279-289.

[30] MATAKIDOU A, EL GALTA R, RUDD MF, et al. Prognostic significance of folate metabolism polymorphisms for lung cancer [J]. Br J Cancer, 2007, 97 (2): 247-252.

[31] MARIE S, HERON B, BITOUN P, et al. AICA-ribosiduria: A novel, neurologically

devastating inborn error of purine biosynthesis caused by mutation of ATIC［J］. Am J Hum Genet，2004，74（6）：1276-1281.

［32］ HILTON JF，CHRISTENSEN KE，WATKINS D，et al. The molecular basis of glutamate formiminotransferase deficiency［J］. Hum Mutat，2007，22（1）：67-73.

［33］ MANDOLA MV，STOEHLMACHER J，ZHANG W，et al. A 6 bp polymorphism in the thymidylate synthase gene causes message instability and is associated with decreased intratumoral TS mRNA levels［J］. Pharmacogenetics，2004，14（5）：319-327.

［34］ ICHINOHE A，KURE S，MIKAWA S，et al. Glycine cleavage system in neurogenic regions［J］. Eur J Neurosci，2004，19（9）：2365-2370.

［35］ KAWAKAMI K，WATANABE G. Identification and functional analysis of single nucleotide polymorphism in the tandem repeat sequence of thymidylate synthase gene［J］. Cancer Res，2003，63（18）：6004-6007.

［36］ KEALEY C，BROWN KS，WOODSIDE JV，et al. A common insertion/deletion polymorphism of the thymidylate synthase（TYMS）gene is a determinant of red blood cell folate and homocysteine concentrations［J］. Hum. Genet，2005，116（5）：347-353.

［37］ LINCZ LF，SCORGIE FE，GARG MB，et al. Identification of a novel single nucleotide polymorphism in the first tandem repeat sequence of the thymidylate synthase 2R allele［J］. Int J Cancer，2007，120（9）：1930-1934.

［38］ KEMPISTY B，SIKORA J，LIANERI M，et al. MTHFD 1958G＞A and MTR 2756A＞G polymorphisms are associated with bipolar disorder and schizophrenia［J］. Psychiatr Genet，2007，17（3）：177-181.

［39］ LAMERS Y，WILLIAMSON J，GILBERT LR，et al. Glycine turnover and decarboxylation rate quantified in healthy men and women using primed，constant infusions of［1,2-（13）C2］glycine and［（2）H3］leucine［J］. J Nutr，2017，137（12）：2647-2652.

第三章

叶酸介导的其他代谢通路和功能

叶酸参与一碳单位代谢，则必然会参与与一碳单位代谢相关的其他物质的代谢，如甲硫氨酸的代谢、甲硫氨酸循环的中间产物S-腺苷甲硫氨酸的代谢（体内甲基的直接供体）、甲硫氨酸循环的另一重要的中间产物同型半胱氨酸的代谢，以及核苷酸的合成。甲基供体参与一碳单位代谢，包括叶酸代谢和甲硫氨酸循环。叶酸循环和甲硫氨酸循环协同工作，以支持机体内脂质、核苷酸和蛋白质合成，以及甲基化反应和氧化还原状态的维持。一碳单位代谢的一个关键特征是四氢叶酸向5-甲基四氢叶酸的多步转化。维生素B_{12}依赖的甲硫氨酸合成酶利用同型半胱氨酸和5-甲基四氢叶酸将叶酸和甲硫氨酸循环偶联并生成甲硫氨酸。甲硫氨酸也可以在甜菜碱羟甲基转移酶的作用下从胆碱衍生的甜菜碱中重新甲基化。甲硫氨酸在甲硫氨酸循环中生成的S-腺苷甲硫氨酸，则是体内甲基的直接供体，参与体内普遍的甲基化反应，包括肾上腺素、磷脂酰胆碱、肉碱及肌酸等的合成。同型半胱氨酸也可能进入反硫化途径生成谷胱甘肽或牛磺酸，以清除活性氧代谢产物。鉴于与叶酸紧密相关的甲硫氨酸循环中的中间产物在生物体内都具有非常重要的生物学意义。本章节主要介绍哺乳动物体内叶酸介导的除了一碳单位代谢的其他生化代谢通路及其功能。

第一节　叶酸介导的甲硫氨酸循环

一、叶酸与甲硫氨酸循环

叶酸不能在哺乳动物体内合成，需从食物中获得。食物中的叶酸被NADP＋H$^+$依赖的二氢叶酸还原酶（DHF reductase）经过两步还原反应还原，最终生成四氢叶酸（THFA）。反过来，THFA被维生素B$_6$依赖的丝氨酸羟甲基转移酶（serine hydroxymethyltransferase，SHMT）转化为N^5,N^{10}-亚甲基四氢叶酸（N^5,N^{10}-CH$_2$-THFA）。亚甲基四氢叶酸还原酶（methylenetetrahydrofolate reductase，MTHFR）催化N^5,N^{10}-CH$_2$-THFA不可逆转化为N^5-甲基四氢叶酸（N^5-CH$_3$THFA）。细胞溶质酶N^5-甲基四氢叶酸转甲基酶，此酶又称为甲硫氨酸合成酶（methionine synthase，MTR），其辅酶是维生素B$_{12}$，参与N^5-甲基四氢叶酸的去甲基化反应，最终释放出游离的THFA，从而完成叶酸循环（图3-1）。

甲硫氨酸是一种营养必需氨基酸，在甲硫氨酸腺苷转移酶（methionine adenosyl transferase，MAT）的催化作用下，与ATP反应生成S-腺苷甲硫氨酸

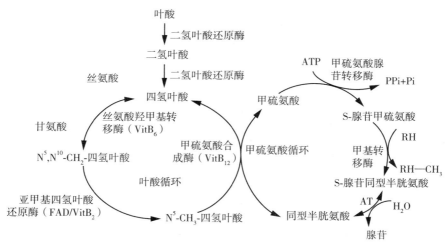

图3-1　叶酸与甲硫氨酸循环

（S-adenosyl methionine，SAM）。SAM中的甲基被称为活性甲基，因此SAM也被称为活性甲硫氨酸。体内最重要的甲基直接供体就是SAM。据报道，体内有50多种物质需要接受SAM提供的甲基，才能生成相应的甲基化的活性物质。这个过程是由甲基转移酶（methyltransferase）催化S-腺苷甲硫氨酸，将甲基转移给另一种物质，使其发生甲基化（methylation）反应，而S-腺苷甲硫氨酸脱去甲基后生成S-腺苷同型半胱氨酸，S-腺苷同型半胱氨酸再脱去腺苷生成同型半胱氨酸（homocysteine，Hcy）。同型半胱氨酸若在N^5-甲基四氢叶酸转甲基酶的催化作用下，接受N^5-甲基四氢叶酸提供的甲基，则可重新生成甲硫氨酸。由此甲硫氨酸的代谢经过了一个循环过程，这个过程被称为甲硫氨酸循环（methionine cycle）（图3-1）。甲硫氨酸循环反应中，虽然甲硫氨酸是由同型半胱氨酸甲基化后生成的，但同型半胱氨酸是不能在体内合成的，只能通过甲硫氨酸转变而来，因此甲硫氨酸不能在体内合成，必须由食物提供。

二、叶酸介导甲硫氨酸循环

四氢叶酸是一碳单位的运载体，一碳单位在体内不能游离存在，常与四氢叶酸结合并参与代谢。一碳单位由相应的氨基酸生成的同时即结合在四氢叶酸的N^5或N^{10}位上，常见的一碳单位与四氢叶酸的结合形式主要有N^5-甲基四氢叶酸、N^5,N^{10}-亚甲基四氢叶酸、N^5,N^{10}-次甲基四氢叶酸、N^5-亚氨甲基四氢叶酸和N^{10}-甲酰基四氢叶酸。适当条件下，它们之间是可以通过氧化还原反应而互相转变的，但在这些反应中，N^5-甲基四氢叶酸的生成是不可逆的。N^5-甲基四氢叶酸在甲硫氨酸循环中发挥至关重要的作用。同型半胱氨酸必须接受N^5-甲基四氢叶酸提供的甲基才能生成甲硫氨酸，再进一步生成SAM，SAM才可以进行体内广泛存在的甲基化反应，故也可将N^5-甲基四氢叶酸看作体内甲基的间接供体。若体内叶酸缺乏，则会导致N^5-甲基四氢叶酸的合成受限，影响甲硫氨酸循环的正常进行，不仅使甲硫氨酸的合成减少，同时影响体内甲基化反应的进行。除此之外，N^5-甲基四氢叶酸提供甲基使同型半胱氨酸转变为甲硫氨酸的反应是由N^5-甲基四氢叶酸转甲基酶催化完成，此酶的辅酶是维生素B_{12}，它参与甲基的转移。当缺乏维生素B_{12}时，N^5-甲基四氢叶酸上的甲基无法转移给同型半胱氨酸。这不仅会导致甲硫氨酸的合成减少，同时减少四氢叶酸再生，使组织中游离的四氢叶酸减少，从而导致一碳单位参与合成碱基受限，最终导致核酸合成障碍，影响细胞的正常分裂。

三、甲硫氨酸循环的功能

甲硫氨酸循环的功能是产生SAM以辅助甲基转移。甲硫氨酸腺苷转移酶（methionine adenosyltransferase，MAT）将ATP的腺苷部分转移到甲硫氨酸，生成SAM和三聚磷酸，三聚磷酸被切割生成焦磷酸和磷酸。哺乳动物体内存在多种MAT同工酶。MAT Ⅰ 和 MAT Ⅲ 同工酶由 *MAT1A* 基因编码，该基因主要在肝脏中表达。*MAT2A* 基因在包括肝脏在内的各种组织中表达并编码 MAT Ⅱ 同工酶。最重要的是，MAT产生的SAM是大多数生物甲基化的甲基基团来源。不同类型的甲基转移酶促进甲基转移并将SAM转化为S-腺苷同型半胱氨酸（SAH）。例如，甘氨酸N-甲基转移酶利用SAM使甘氨酸甲基化形成SAH和肌氨酸。DNA甲基转移酶利用SAM使DNA中的胞嘧啶残基的5位甲基化。磷脂酰乙醇胺N-甲基转移酶（phosphatidylethanolamine N-methyl transferase，PEMT）将3个SAM分子的3个甲基转移到磷脂酰乙醇胺（phosphatidyl ethanolamine，PE）上，形成3个SAH和1个磷脂酰胆碱（phosphatidylcholine，PC）。在非反刍动物中，PEMT合成PtdChol是SAM的主要消耗者。反刍动物中可能存在类似的生化反应。甲基转移酶的产物SAH在S-腺苷同型半胱氨酸水解酶的催化作用下可以以可逆反应水解为同型半胱氨酸和腺苷。反过来，同型半胱氨酸可被甲硫氨酸合成酶利用生成甲硫氨酸并完成甲硫氨酸循环。维生素B_6依赖的甜菜碱同型半胱氨酸S-甲基转移酶（BHMT）催化甲基从甜菜碱转移到同型半胱氨酸，产生甲硫氨酸和二甲基甘氨酸。这个反应很重要，因为胆碱可以通过胆碱脱氢酶和甜菜碱醛脱氢酶的中间产物甜菜碱醛转化为甜菜碱。

第二节　叶酸介导的同型半胱氨酸代谢

同型半胱氨酸是一种含硫氨基酸，是营养必需氨基酸甲硫氨酸代谢的中间产物。同型半胱氨酸接受叶酸代谢产物即N^5-甲基四氢叶酸中的甲基，完成再甲基化过程，维持甲硫氨酸循环的正常运转。自1969年美国哈佛大学的病理学家Kilmer McCully提出同型半胱氨酸与动脉粥样硬化有关的假说以后，高同型半胱氨酸血症与相关疾病发生的关系日益受到人们的关注。越来越多的研究结果表明，高同型半胱氨酸血症与多种疾病有关，如血管疾病、中枢神经系统疾病、骨质疏松、终末期肾病、胰岛素抵抗、糖尿病、肝脏疾病及恶性肿瘤。下面详细介绍同型半胱氨酸的发现、代谢及其与叶酸代谢之间的关系，并详细阐述叶酸代谢、同型半胱氨酸和相关疾病之间的关系，最后简单介绍高同型半胱氨酸血症的治疗。

一、同型半胱氨酸的发现

1933年，Vincent du Vigneaud首次从膀胱结石中分离出同型半胱氨酸。大约在同一时间，一名爱尔兰裔美国籍8岁男孩因头痛、呕吐和嗜睡入院接受了为期4天的评估，除双眼晶状体脱位外，其还伴有智力发育不良的症状。该男孩的病情严重恶化，有脑卒中和虚弱迹象，左侧躯体弯曲。此外，虽然没有感染的迹象，但血压和体温都有所上升；这名男孩在几天内就因为颈动脉硬化伴脑梗死而死亡；1933年《新英格兰医学杂志》以病例19471发表。1965年，一名9岁的爱尔兰裔美国女孩因智力发育迟缓在麻省总医院儿科门诊接受评估。这个女孩的晶状体脱位，与同型半胱氨酸尿症有一些相似之处。这种疾病是在北爱尔兰贝尔法斯特研究尿液的化学成分时发现的。实验室检测了女孩血液样本，证实了存在高同型半胱氨酸血症（hyperhomocysteinemia，HHcy）。儿科医生发现她的叔叔在童年时死于类似的疾病，由于他的病例性质不寻常，这篇文章发表在20世纪30年代的一本医学杂志上。

1969年，哈佛大学的病理学家McCully发现了两例患有同型半胱氨酸尿症的儿童。第一例是一个2个月大的男孩，他患有晚期动脉硬化症，而这种症状是在患有晚期心血管疾病的老年人中常见的。实验室分析显示血液和尿液中的同型半胱氨酸水平极高，血管斑块中没有脂质沉积。第二例是一名死于脑卒中的8岁同型半胱氨酸尿症儿童的尸检组织；该组织看起来与患有动脉硬化的老年男性的组织完全相同。因此，McCully推测在这些患者中观察到的血管病变可能是暴露于循环血液中高水平半胱氨酸的直接结果。这是基于观察到除甲硫氨酸、胱硫醚、同型胱氨酸、同型半胱氨酸和半胱氨酸的混合二硫化物外，同型半胱氨酸水平显著升高。基于这些观察，他首次提出高同型半胱氨酸可能是早发血管疾病的原因。然而，医学界在很长一段时间内并没有接受他的假设，当然，直到几年后其他人做出并证实了类似的观察结果。

二、同型半胱氨酸的代谢

甲硫氨酸是体内同型半胱氨酸来源的唯一途径，而同型半胱氨酸的去路却有三条：①可以通过再甲基化途径重新形成甲硫氨酸；②通过反硫化途径代谢为半胱氨酸；③同型半胱氨酸还可以环化形成同型半胱氨酸硫内酯（homocysteine thiolactone，HTL）。

（一）同型半胱氨酸的合成代谢

同型半胱氨酸也可被视为甲硫氨酸循环的中间产物。甲基转移的第一步是甲硫氨酸与ATP反应，从而形成S-腺苷-L-甲硫氨酸（AdoMet或SAM），第二步是将甲基给予DNA、RNA、氨基酸、蛋白质、磷脂等受体分子后，形成脱甲基化合物S-腺苷同型半胱氨酸。然后，S-腺苷同型半胱氨酸水解酶催化S-腺苷同型半胱氨酸脱去腺苷，生成同型半胱氨酸。

（二）同型半胱氨酸的分解代谢

同型半胱氨酸接受N^5-甲基四氢叶酸提供的甲基，重新甲基化生成甲硫氨酸，该反应由甲硫氨酸合成酶催化完成，其辅酶是维生素B_{12}。当维生素B_{12}缺乏时，N^5-甲基四氢叶酸无法提供甲基，会影响同型半胱氨酸向甲硫氨酸的转化。同型半胱氨酸的另外一个甲基供体是甜菜碱，甜菜碱同型半胱氨酸S-甲基转移酶（betaine homocysteine methyltransferase，BHMT）催化甲基从甜菜碱转移到同型半胱氨酸，再甲基化成甲硫氨酸，BHMT只存在于哺乳动物的肝脏和灵长类动物的肾脏中。这个反应很重要，因为胆碱可以通过胆碱脱氢酶和甜菜碱醛脱氢酶的中间产物甜菜碱醛转化为甜菜碱。这两种同型半胱氨酸的代谢途径被称为再甲基化途径。

反硫化途径连接甲硫氨酸与谷胱甘肽和牛磺酸的合成，并在维持细胞氧化还原稳态中发挥重要作用。同型半胱氨酸可以与丝氨酸结合形成胱硫醚，该反应由胱硫醚β合成酶（cysteine beta synthase，CβS）催化，然后胱硫醚经γ-胱硫醚酶水解为半胱氨酸和α-酮丁酸，上述两步反应的辅酶都是维生素B_{12}，受维生素B_6和丝氨酸水平的影响，是不可逆反应。半胱氨酸被γ-谷氨酰半胱氨酸合酶利用形成γ-谷氨酰半胱氨酸，谷胱甘肽合成酶将γ-谷氨酰半胱氨酸和甘氨酸转化为谷胱甘肽。还原型谷胱甘肽（glutathione，GSH）在保护大分子免受活性氧和氮的侵害方面起着重要作用。半胱氨酸还可以通过半胱氨酸加氧酶形成硫酸半胱氨酸，反过来，半胱氨酸亚磺酸脱羧酶将硫酸半胱氨酸转化为次牛磺酸，再由次牛磺酸脱氢酶转化为牛磺酸，牛磺酸是一种含硫的非蛋白氨基酸和抗氧化剂，通过形成牛磺酸氯胺保护细胞免受氧化剂诱导的损伤。通过上述反应可以将同型半胱氨酸从甲硫氨酸循环中消除，使其最终生成谷胱甘肽或硫酸盐经尿液排出，同型半胱氨酸的这种代谢途径被称为反硫化途径。

除了再甲基化和反硫化途径，同型半胱氨酸还可以发生环化反应生成HTL，这种硫酯被认为是同型半胱氨酸的有毒中间体。HTL的形成是由于蛋白质生物合成中的错误编辑反应而导致的。由于甲硫氨酸与同型半胱氨酸在结构上存在相似性，甲硫氨酰基-tRNA合成酶常常以同型半胱氨酸取代甲硫氨酸，当AMP从激活的同型半胱氨酸或腺苷酸化的同型半胱氨酸（不是S-腺苷－同型半胱氨酸）中丢失时，这种错误会立即被编辑，从而导致环化过程的发生，除上述外，同型半胱氨酸的累积水平或同型半胱氨酸代谢缺陷被认为会促进HTL的形成。

虽然N^5-甲基四氢叶酸是同型半胱氨酸再甲基化为甲硫氨酸的主要甲基来源，但甜菜碱和胆碱也可以作为甲基供体分子。甜菜碱途径主要局限于哺乳动物的肝脏，并由甜菜碱同型半胱氨酸甲基转移酶介导。甲硫氨酸对同型半胱氨酸、半胱氨酸和同型半胱氨酸硫内酯的代谢如图3-2所示。

三、叶酸与同型半胱氨酸代谢

叶酸进入体内后，由二氢叶酸还原酶催化生成其活性形式，即四氢叶酸。四氢叶酸是一碳单位的载体，一碳单位常与四氢叶酸的N^5或N^{10}位结合，生成N^5-甲基四氢叶酸、N^5,N^{10}-亚甲基四氢叶酸、N^5,N^{10}-次甲基四氢叶酸、N^5-亚氨甲基四

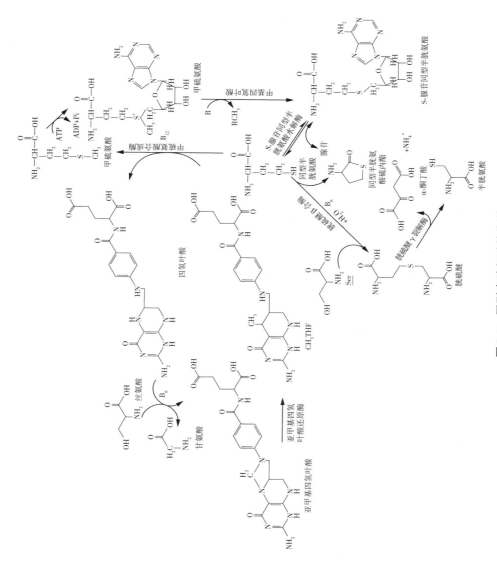

图3-2　同型半胱氨酸的代谢

氢叶酸和N^{10}-甲酰四氢叶酸。四氢叶酸相当于一碳单位代谢的辅酶，介导一碳单位参与体内核酸和氨基酸的代谢。

叶酸进入体内后，由二氢叶酸还原酶介导两次还原反应，生成有活性的四氢叶酸，再经过一系列反应生成N^5-甲基四氢叶酸，同型半胱氨酸才可以接受N^5-甲基四氢叶酸提供的甲基，重新生成甲硫氨酸，完成甲硫氨酸循环。甲硫氨酸通过转甲基作用在体内进行分解代谢，生成S-腺苷甲硫氨酸。S-腺苷甲硫氨酸是体内甲基的直接供体，脱去腺苷后可进一步转变为同型半胱氨酸。事实上，N^5-甲基四氢叶酸向甲硫氨酸循环提供甲基，甲硫氨酸循环中生成的S-腺苷甲硫氨酸再向体内50余种物质提供甲基，生成多种含甲基的生理活性物质，故N^5-甲基四氢叶酸可以被视为体内甲基的间接供体。因为，体内叶酸的浓度会影响甲硫氨酸循环的正常进行，即会影响同型半胱氨酸的正常合成和分解代谢，所以同型半胱氨酸的正常代谢与叶酸的正常代谢密切相关。

同型半胱氨酸的浓度除了受叶酸水平的影响，甲硫氨酸循环中涉及的其他辅助因子也会对同型半胱氨酸的浓度产生一定的影响。比如，胱硫醚β合成酶基因、甲硫氨酸合成酶基因等的突变、维生素B_{12}和维生素B_6的缺乏、肝肾功能减退、吸烟、大量饮酒、喝大量咖啡和茶等因素，都会导致同型半胱氨酸浓度的升高。有研究表明，血浆同型半胱氨酸水平40岁以后随年龄增长显著升高，且男性高于女性，但是绝经后的女性，其平均同型半胱氨酸水平与男性的差异并不显著，说明同型半胱氨酸水平可能受雌激素水平的调控。除此之外，对叶酸水平有干扰的药物，如甲氨蝶呤，也能升高同型半胱氨酸的水平。

四、叶酸、同型半胱氨酸与疾病

叶酸在体内的生理作用主要有两方面：一方面是作为原料及辅助因子，参与体内核苷酸的合成；另一方面是参与甲硫氨酸循环，成为体内间接的甲基供体。叶酸一旦缺乏，不仅影响DNA的合成，而且影响DNA的稳定性，导致基因序列发生改变；叶酸缺乏还会导致叶酸向半胱氨酸提供的N^5-甲基四氢叶酸减少，从而影响半胱氨酸的再甲基化，使得同型半胱氨酸无法向甲硫氨酸循环转化而蓄积于体内，导致同型半胱氨酸的水平升高。大量研究表明，高同型半胱氨酸血症不仅与血管疾病有密切关联，还和一些与年龄相关的疾病如阿尔茨海默病、脑卒中、帕金森病（Parkinson's disease，PD）有关。此外，还有研究表明高同型半胱氨酸血症与骨质疏松、终末期肾病（end-stage renal disease，ESRD）、胰岛素抵抗（insulin resistance，IR）、动脉瘤、甲状腺功能减退、癌症和胃肠道疾病之间存在关联。

（一）血管疾病与内皮功能障碍机制

同型半胱氨酸水平升高与血管疾病的发生发展有关。众所周知，高同型半胱氨酸血症导致内皮功能障碍，并被认为是由于一氧化氮（NO）的生物利用度受损所致。降低NO生物利用度的一个可能机制是由非对称二甲基精氨酸（asymmetric dimethylarginine，ADMA）介导的。ADMA是内皮型一氧化氮合酶（eNOS）的内源性抑制剂，它会与一氧化氮合酶的天然底物L-精氨酸相互竞争，从而限制NO的形成。动物和人类血浆ADMA水平升高与高同型半胱氨酸血症和内皮功能障碍有关。除了抑制NO的产生外，ADMA还可能促进eNOS的"解偶联"，从而增加超氧物和其他活性氧的产生，进一步降低NO的生物利用度。

蛋白质精氨酸N-甲基转移酶（protein arginine N-methyl transferase，PRMT）1和PRMT 2参与蛋白质精氨酸残基的甲基化。通常，可以是一甲基化精氨酸或对称甲基化二甲基精氨酸（由PRMT 2介导）或不对称甲基化二甲基精氨酸。PRMT利用SAM作为甲基供体并产生SAH作为副产品，最终生成同型半胱氨酸。ADMA代谢的主要途径是瓜氨酸和甲胺的形成，由二甲基－拉金宁二甲氨基水解酶（dimethyl-rakinine dimethylamino hydrolase，DDAH）介导。少量ADMA也被代谢为α-酮酸由肾脏排出。有人推测，同型半胱氨酸增强了PRMT1的活性，也增加了含有甲基化精氨酸残基的蛋白质的水解。同样，同型半胱氨酸可以影响DDAH的活性，从而阻止ADMA的代谢，进而降低NO的水平。此外，同型半胱氨酸还可以通过诱导内质网应激和细胞死亡来提高ADMA的水平，从而增加含有甲基精氨酸残基的蛋白质的水解。

（二）阿尔茨海默病、脑卒中和帕金森病

叶酸代谢异常与高同型半胱氨酸血症在中枢神经系统中的作用日益受到关注。已经明确血浆总同型半胱氨酸水平升高与认知障碍、白质损伤、脑萎缩、神经元纤维缠结和痴呆症有关。在小鼠模型中，同型半胱氨酸已被证明会加剧β-淀

粉样斑块的形成，这一过程与阿尔茨海默病的发病有关。血脑屏障完整性和功能的改变也被认为是血液中同型半胱氨酸水平升高的结果。老年高血压患者经常遇到的一个问题就是高同型半胱氨酸血症与脑卒中之间的明显联系。在脑卒中患者中，大脑的血液供应中断，导致大脑特定区域的神经元死亡和功能丧失，并被认为是由于缺乏氧气和营养所引起的。血浆和脑脊液中同型半胱氨酸水平的升高被认为是导致帕金森病患者认知能力下降和产生抑郁情绪的原因。这是一种严重影响运动的进行性神经系统疾病，65 岁及以上的美国人口中有超过 3% ～ 5% 患有这种疾病。临床上出现这种疾病的人通常会表现出诸如静止性震颤、肌肉僵硬和姿势不稳定等症状。在帕金森病中，同型半胱氨酸介导的黑质多巴胺能神经元氧化应激/损伤是常见的，这也是该病的标志。同型半胱氨酸引起的多巴胺能神经元氧化应激近期也被报道。

总之叶酸在阿尔茨海默病、帕金森病以及与年龄相关的认知功能下降过程中所起的作用逐渐受到人们的关注，叶酸缺乏及高同型半胱氨酸血症与神经系统相关疾病有很强的关联性。

（三）骨质疏松

高同型半胱氨酸与骨质疏松之间的关系已得到研究证实。有文献表明，同型半胱氨酸通过改变骨基质和刺激破骨细胞活性的方式影响骨密度和骨重塑，这可能导致骨骼变得不那么坚硬，增加骨折的风险。Yilmaz 和 Eren 的一项研究表明，同型半胱氨酸对绝经后妇女破骨细胞的抗氧化能力产生不利影响，从而改变骨密度。血液流向骨骼非常重要，因为它携带了骨化所需的所有矿物质和营养物质，为了使骨骼修复或从损伤中恢复，充足的血液供应至关重要。因为阻碍血液流动可以大大增强骨质疏松的状况，Tyagi 等的一项研究发现，补充或不补充叶酸的 *Cbs* 基因敲除小鼠的骨血流量减少，骨质疏松状况明显。

（四）终末期肾病

终末期肾病和高同型半胱氨酸血症之间存在很强的联系。已观察到尿毒症患者肾功能恶化，并与血液中高水平的同型半胱氨酸有关。常见的病因是高血压和糖尿病。慢性肾衰竭和尿毒症代表着血液中高水平的同型半胱氨酸，并且随着肾功能的下降，这些患者中成为高同型半胱氨酸血症的越来越多。此外，透析与血浆同型半胱氨酸水平升高之间的关系也有文献记载。透析已被证明能降低同型半胱氨酸水平。

（五）胰岛素抵抗和糖尿病

同型半胱氨酸水平升高与胰岛素抵抗和糖尿病之间存在密切关联。根据一项基于人群的研究，母体血浆总同型半胱氨酸浓度升高可预测出生时体型较小的婴儿，这被认为是2型糖尿病（diabetes mellitus type 2，T2DM）的危险因素。维生素B_{12}缺乏是一个常见的诱因，能够促进高同型半胱氨酸血症。通过对妊娠期母体维生素B_{12}、叶酸和血浆总高同型半胱氨酸状态之间关系的研究发现。维生素B_{12}含量低但叶酸含量高的母亲所生的孩子是最具胰岛素抵抗的。据推测，子宫内维生素B_{12}和叶酸缺乏可以预测后代发生肥胖和胰岛素抵抗的倾向。

同型半胱氨酸水平升高与胰岛素抵抗和糖尿病之间的关系已有文献记载。T2DM是一种慢性炎症性疾病，其特征是血糖和胰岛素水平升高。胰岛素抵抗通常先于糖尿病，是一种病理状态，细胞对正常胰岛素水平的反应能力下降，从而迫使身体产生越来越多的胰岛素，以防止高血糖。胰岛素信号转导是胰岛素抵抗的重要过程。除此之外，已知同型半胱氨酸通过干扰胰岛素受体的磷酸化而破坏胰岛素信号，从而影响下游信号级联。这最终导致葡萄糖转运蛋白-4（glucose transporter four，GLUT4）在质膜上的易位或募集降低，从而减少葡萄糖摄取。此外，信号转导受损后，脂肪组织的一种肽类激素，抵抗素的产生增加。抵抗素与肥胖有关，而肥胖又与糖尿病有关。Golbahar等使用Sprague-Dawley（SD）大鼠很好地证明了高同型半胱氨酸血症和胰岛素抵抗之间的直接关联。另一个导致胰岛素抵抗的重要因素是内质网应激。高同型半胱氨酸血症与内质网应激之间存在明显的相关性，其中高同型半胱氨酸血症小鼠脂肪组织中的内质网应激标记物的升高已得到证实。

（六）其他疾病

高同型半胱氨酸血症是血管疾病的一个独立危险因素，在其他相关疾病中也有发生。腹主动脉瘤（abdominal aortic aneurysm，AAA）是指腹主动脉不能正常扩张的情况，研究报道血浆同型半胱氨酸水平升高与AAA之间存在关联。同样，甲状腺功能减退症患者体内同型半胱氨酸水平升高，这与心血管疾病风险增加有关。在癌症患者中，同型半胱氨酸水平升高可能是由于肿瘤细胞快速分裂而导致的，因此，血浆同型半胱氨酸是一种潜在的肿瘤标志物。最近发现，高同型半胱氨酸血症通过一种表观遗传机制促进了细胞色素P450（Cyp450）的代谢。它还可能对肠道血管产生不利影响，导致以胃肠道慢性炎症为特征的炎症性肠病。

目前，科学家们正在努力揭示观察到的高同型半胱氨酸血症是由于病理改变引起的。介入性试验支持这样的观点，即以低同型半胱氨酸为靶点将降低相关的病理反应。在Smith等的一项随机对照试验中，研究表明，补充B族维生素后，认知障碍老年人的脑萎缩程度下降，这取决于先前存在的血浆ω-3脂肪酸。另一项大型随机中国卒中一级预防试验（China Stroke Primary Prevention Trial，CSPPT）研究显示，口服叶酸补充依那普利可显著降低21%的首次卒中相对风险。同样，在一项关于B族维生素对脑卒中影响的Meta分析中，36个月的随访与不到36个月的随访相比，脑卒中的持续时间减少29%。

除了一些与年龄有关的疾病，高同型半胱氨酸血症也被证明在抑郁症、偏头痛和视网膜静脉阻塞中起作用。高水平的同型半胱氨酸被认为会导致脑血管疾病，并引起神经递质缺乏，导致情绪低落。高同型半胱氨酸可能导致甲硫氨酸的再甲基化减少，这对肾上腺素的合成至关重要。有趣的是，偏头痛患者的脑脊液中同型半胱氨酸水平显著升高。据报道，视网膜静脉阻塞患者的同型半胱氨酸水平升高，这与一项报告关于亚甲基四氢叶酸还原酶C677T多态性与视网膜静脉阻塞风险之间关联的Meta分析一致。

同型半胱氨酸水平的升高可能是由于：①维生素B_6、维生素B_{12}和叶酸的摄入量减少或缺乏；②甲硫氨酸/同型半胱氨酸代谢酶发生突变；③甲硫氨酸的摄入量过高。尽管高水平的同型半胱氨酸与多种疾病有关，但它可能更像是一种标志物而不是真正的危险因素。高水平的同型半胱氨酸是多种疾病的原因还是结果，仍是一个处于争论中的问题，需要继续研究确认。

五、高同型半胱氨酸血症的治疗

对于高同型半胱氨酸血症的治疗管理，有不同的治疗方法。单独补充叶酸、维生素B_{12}及其与维生素B_6的联合使用以降低同型半胱氨酸水平已经得到了证实。这种治疗方案既有有益的作用，也有中性作用。叶酸和维生素B_{12}都是维持甲硫氨酸合成酶正常活性所必需的，维生素 B_6 也是维持胱硫醚 β 合成酶（CβS）活性所必需的关键辅助因子，补充叶酸、维生素 B_{12} 和维生素 B_6，可有效降低升高的血浆同型半胱氨酸水平。此外，补充维生素可以使高同型半胱氨酸血症和冠心病患者的内皮依赖性血管舒张功能改善，运动性心肌缺血减少，所以补充维生素可能是一种没有副作用的经济有效的治疗方法。

与甲基四氢叶酸一样，胆碱是一种重要的营养素，也是甲基的来源。胆碱氧化后形成甜菜碱，然后甜菜碱可以通过提供其一个甲基来重新甲基化同型半胱氨酸，从而形成甲硫氨酸和二甲基甘氨酸。这一反应是由甜菜碱-同型半胱氨酸甲基转移酶（betaine homocysteine S-methyltransferase，BHMT）催化的，该途径主要局限于肝脏和肾脏。有几项研究表明，通过饮食补充胆碱和甜菜碱可以降低血浆总同型半胱氨酸水平。这种效应也被证明与叶酸和B族维生素的摄入无关，因此，这可能是降低同型半胱氨酸水平的一种合理的治疗选择。

奈必洛尔是一种选择性 $β_1$ 受体阻滞剂，目前用于高血压的临床治疗。最近的一项研究表明，奈必洛尔对高同型半胱氨酸血症诱导的大鼠不同组织的氧化应激有改善作用。它能显著降低同型半胱氨酸水平，从而为降低同型半胱氨酸提供了一种额外的治疗选择。谷胱甘肽是一种天然存在的三肽（γ-谷胱甘肽-半胱氨酸甘氨酸），具有很强的抗氧化作用，在对抗氧化应激中发挥着重要作用。鉴于同型半胱氨酸对氧化损伤的影响，还考虑了抗氧化疗法。N-乙酰半胱氨酸（N-acetylcysteine，NAC）被用来补充消耗性谷胱甘肽水平，因此也成为治疗高同型半胱氨酸血症的一种治疗方法，其中，NAC 在慢性阻塞性肺疾病的治疗中已被广泛应用了好几年，在接受心脏血管造影的患者中，NAC 可以改善肾功能，若与叶酸联合使用，则能降低血浆同型半胱氨酸水平，改善内皮功能。

第三节　叶酸与甲基化代谢

叶酸是一种必需的B族水溶性维生素，其食物来源主要是水果和蔬菜。一般来说，叶酸以稳定和天然两种形式存在。天然膳食叶酸主要由 N^5-甲基四氢叶酸和 N^{10}-甲酰四氢叶酸组成。这些由 1～6 个谷氨酸分子组成，这些谷氨酸分子以肽链的形式连接在一起。在肠道内，聚谷氨酸盐需要水解成单谷氨酸盐才能被吸收。叶酸只有一个谷氨酸残基，首先需要通过二氢叶酸还原酶催化的两个还原反应还原为天然生物活性形式四氢叶酸（THFA）。添加一碳单位和随后的还原步骤产生N^5-甲基四氢叶酸单谷氨酸盐，这是血液中的主要循环形式。N^5-甲基-四氢叶酸被组织特异性叶酸受体或载体蛋白吸收到细胞中，再转化为多聚谷氨酸后在细胞中积累。多聚谷氨酸叶酸不穿过细胞膜，并以这种方式保留在细胞中。N^5-甲基-四氢叶酸可以通过甲硫氨酸合成酶将同型半胱氨酸甲基化，生成甲硫氨酸。此过程产生的THFA可通过丝氨酸羟甲基转移酶的作用直接转化为N^5,N^{10}-亚甲基THF，丝氨酸羟甲基转移酶具有胞质和线粒体的异构体。在具有甲酰四氢叶酸合成酶、甲苯基四氢叶酸环水解酶和亚甲基四氢叶酸脱氢酶3种酶活性的亚甲基四氢叶酸脱氢酶（MTHFD1）的催化下，THFA还可以转化为N^5,N^{10}-亚甲基四氢叶酸。四氢叶酸合成酶活性也存在于线粒体中，以单功能MTHFD1L酶的形式存在。N^5,N^{10}-亚甲基四氢叶酸能被维生素B_2依赖的亚甲基四氢叶酸还原酶（Methylenetetrahydrofolate reductase，MTHFR）还原为N^5-甲基四氢叶酸。在细胞质中，叶酸参与3种主要的代谢途径：同型半胱氨酸再甲基化、嘌呤生物从头合成和dTMP生物从头合成。下面详细介绍叶酸参与同型半胱氨酸的再甲基化反应及其他重要的甲基化过程。

一、叶酸参与同型半胱氨酸的再甲基化

叶酸在同型半胱氨酸的再甲基化反应中发挥重要作用。在再甲基化途径中，叶酸与甜菜碱、胆碱和维生素B_{12}代谢密切相关。在除红细胞外的所有组织中，同型半胱氨酸可以通过使用N^5-甲基四氢叶酸作为普遍存在的甲硫氨酸合成酶的甲基供体来再甲基化，而甲硫氨酸合成酶需要维生素B_{12}作为辅酶。必需氨基酸甲硫氨酸随后可转化为S-腺苷甲硫氨酸，也被称为机体内甲基的直接供体。S-腺苷甲硫氨酸是哺乳动物几乎所有甲基化反应的底物，如蛋白质、核酸、脂质、神经递质和肌酸合成的甲基化。甲基转移后，S-腺苷甲硫氨酸转化为S-腺苷同型半胱氨酸，被S-腺苷同型半胱氨酸水解酶（S-adenosine homocysteine hydrolase，SAHH）水解为腺苷和同型半胱氨酸。如果缺乏N^5-甲基四氢叶酸或维生素B_{12}，同型半胱氨酸就会累积。由于SAHH反应的平衡有利于S-腺苷同型半胱氨酸的形成，同型半胱氨酸的累积可导致S-腺苷同型半胱氨酸的累积，S-腺苷同型半胱氨

酸是许多甲基转移酶的有效抑制剂。在特定组织（肾和肝）中，同型半胱氨酸也可以通过甜菜碱同型半胱氨酸甲基转移酶（BHMT）使用甜菜碱进行再甲基化。甜菜碱是在饮食中获取的，很可能是由胆碱分解代谢产生。而胆碱本身可以通过饮食获取，也可以通过磷脂酰乙醇胺甲基化或CDP胆碱途径的两条生物合成途径提供。

二、叶酸、S-腺苷甲硫氨酸与甲基化代谢

N^5-甲基四氢叶酸提供甲基给同型半胱氨酸，生成甲硫氨酸，维持甲硫氨酸循环的正常进行，故叶酸是甲硫氨酸循环正常进行的必要条件。S-腺苷甲硫氨酸（S-adenosyl methionine，SAM）是甲硫氨酸循环中重要的中间产物，且是体内重要的甲基直接供体，故叶酸对于S-腺苷甲硫氨酸参与的甲基化反应至关重要。据统计，体内约有50余种物质需要SAM提供甲基，生成相应的甲基化合物，如DNA、组蛋白、胆碱、肌酸、PP2A、单胺类神经递质、磷脂及肌酸。接下来将以中枢神经系统为例详细介绍S-腺苷甲硫氨酸是如何参与DNA、组蛋白、PP2A、单胺类神经递质及磷脂等物质的甲基化反应的，并对S-腺苷甲硫氨酸参与肌酸的合成做一简单介绍。

（一）S-腺苷甲硫氨酸与DNA甲基化

DNA甲基化作为一种表观遗传学机制，在调控基因转录、建立和维持细胞特性中起着重要作用，它允许基因表达对发育或环境因素的持续适应性，许多疾病发生都与DNA甲基化受损有关。在中枢神经系统中，一些DNA甲基化标记参与了基因调控的动力学。DNA甲基化动力学有2种，包括5-甲基胞嘧啶（5-methylcytosine，5-mC）和5-羟甲基胞嘧啶（5-hydroxymethylcytosine，5-hmC），涉及2种酶：DNA甲基转移酶（DNMT，包括DNMT1、DNMT3a和DNMT3b）和脱甲基酶10-11反位（TET）甲基胞嘧啶二氧酶（Tet1-3），以及甲基CpG结合蛋白2（mec2）。

3种DNMT包括2种DNA重新甲基转移酶DNMT3a和DNMT3b，以及1种经典的维持甲基转移酶DNMT1。前者在未甲基化的DNA上建立甲基化模式，后者通过甲基化半甲基化的DNA来保持现有的甲基化模式。3种酶被证实能催化如下化学反应。

$$\text{SAM} + \text{DNA} \longrightarrow \text{SAH} + \text{5mC-DNA} \qquad (\text{式}3\text{-}1)$$

为了支持发育的选择性，DNMT3a和DNMT1在大脑的胚胎和成年阶段都有表达，而DNMT3b仅在早期神经发生时才可检测到，而且在神经祖细胞发育过程中，小鼠DNA重新甲基转移酶的表达从DNMT3b转变为DNMT3a，这些研究表明特定的DNMT在神经元发育和成熟的特定时期在神经元功能中发挥作用。

（二）S-腺苷甲硫氨酸与组蛋白甲基化

组蛋白甲基化是指组蛋白可以通过组蛋白甲基转移酶（histone methyltransferases，HMT）在赖氨酸和精氨酸处进行单甲基化、二甲基化或三甲基化。已证明，转录沉默基因与组蛋白H3赖氨酸9（H3K9）的二甲基化和三甲基化相关，而活性基因与组蛋白H3赖氨酸4（H3K4）的二甲基化和三甲基化相关。值得注意的是，最新研究证实，这些特定的组蛋白甲基化与神经系统染色质结构的调节有关。两种组蛋白赖氨酸甲基转移酶，组蛋白赖氨酸N-甲基转移酶2A（对应的基因*MLL1*）和组蛋白赖氨酸N-甲基转移酶EHMT2（对应基因*G9a*），分别催化产生不同的产物——H3K4和H3K9，催化化学反应如下。

$$\text{SAM} + \text{L-}\textit{lysine-}\left[\textit{histone}\right] \longrightarrow \text{SAH} + \text{N6-methyl-L-}\textit{lysine-}\left[\textit{histone}\right]$$
$$(\text{式}3\text{-}2)$$

最近的一项研究报道了组蛋白赖氨酸N-甲基转移酶EHMT2（*G9a*）的动力学常数：对于SAM来说*G9a*的Km值为（0.53±0.043）μmol/L；对于H3K9来说*G9a*的Km值为（0.6±0.096）μmol/L。

新的证据表明，组蛋白通过甲基化/去甲基化的动态修饰可以将代谢与转录联系起来，作为代谢信号到染色质的分子传感器。Sadhu等证明叶酸和甲硫氨酸对维持SAM非常重要，其缺乏会导致酿酒酵母和培养的人类细胞中H3K4的甲基化降低，表明组蛋白的甲基化易受营养的限制。

（三）S-腺苷甲硫氨酸与蛋白磷酸酶2A甲基化

蛋白磷酸酶2A（protein phosphatase type 2A，PP2A）是一种异源三聚体蛋白，由催化亚单位、支架亚单位和调节亚单位组成。PP2A在tau蛋白的生物学功能中起重要作用，它刺激微管的组装和稳定微管。在阿尔茨海默病（Alzheimer's disease，AD）患者大脑中，tau蛋白异常过度磷酸化。PP2A能被甲基转移酶，亮氨酸羧基甲基转移酶1（leucine carboxyl methyltransferases 1，LCMT-1）甲基化，也可被活性磷酸酶甲基酯酶1催化发生去甲基化反应。LCMT-1催化的化学反应如下。

$$SAM + PP2A\text{-}leucine \longrightarrow SAH + PP2A\text{-}leucine\ methyl\ ester \qquad （式3-3）$$

有实验报道了LCMT-1的动力学常数：对于SAM来说，LCMT-1的Km值为1.3μmol/L；对于PP2A来说，LCMT-1的Km值为0.1μmol/L。PP2A依赖的甲基化模式的改变在AD的致病过程中肯定起着重要作用。例如，Sontag等报道了PP2A甲基转移酶蛋白表达和PP2A$_C$在受AD影响的大脑区域的甲基化水平定量降低，并且PP2A甲基转移酶免疫反应性的区域性丧失与磷酸化tau蛋白病理学的严重程度密切相关。Nicholls等报道，LCMT-1的过度表达保护实验动物免受Aβ诱导的损伤，而磷酸酶甲基酯酶1的过度表达加重了Aβ的神经毒性。因此，PP2A甲基化可能控制对Aβ诱导的认知和电生理损伤的敏感性和抵抗力，而PP2A去甲基化则相反。

（四）S-腺苷甲硫氨酸与单胺类神经递质甲基化

S-腺苷甲硫氨酸对于单胺类神经递质的合成是必需的，如去甲肾上腺素（norepinephrine，NE）、多巴胺（dopamine，DA）和5-羟色胺（5-hydroxytryptophan，5-HT），这些神经递质在维持正常情绪方面起着重要作用。神经递质DA和NE由酪氨酸通过一系列依赖于酪氨酸羟化酶的化学反应合成。5-HT由色氨酸在一系列化学反应中合成，其中限速步骤由色氨酸羟化酶催化，S-腺苷甲硫氨酸在这些合成反应的限速步骤中作为甲基供体辅因子发挥作用，以增加这种神经递质的水平。此外，叶酸循环对四氢生物蝶呤的合成和再生至关重要。后者是一个将氨基酸转化为单胺类神经递质的酶的重要辅助因子。

（五）S-腺苷甲硫氨酸参与肌酸的生物合成

脊椎动物体内肌酸的代谢途径似乎很简单，肌酸以甘氨酸为骨架，由精氨酸提供脒基，S-腺苷甲硫氨酸提供甲基而合成，在肌酸激酶催化下，肌酸接受ATP

的高能磷酸键形成磷酸肌酸（图3-3）。但由于大多数组织缺乏肌酸代谢所需的几种酶，因此，需要在组织间通过血液运输中间产物，以使整个级联反应得以进

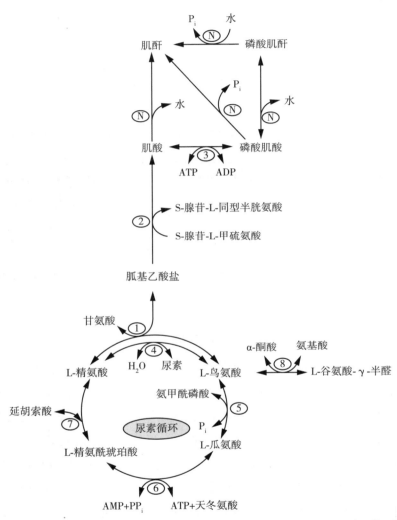

①L-精氨酸：甘氨酸氨基转移酶（L-arginine：glycine amidinotransferase，AGAT）；②S-腺苷甲硫氨酸：N-胍基乙酸甲基转移酶（S-adenosyl-methionine：N-guanidinoacetate methyltransferase，GAMT）；③肌酸激酶（creatine kinase，CK）；④精氨酸酶（L-arginine amidinohydrolase，L-精氨酸氨基水解酶）；⑤鸟氨酸氨甲酰转移酶（ornithine carbamoyltransferase）；⑥精氨琥珀酸合成酶（argininosuccinate synthase）；⑦精氨琥珀酸裂解酶（argininosuccinate lyase）；⑧L-鸟氨酸：2-氧代酸转氨酶（L-ornithine：2-oxo-acid aminotransferase）；Ⓝ非酶反应（nonenzymatic reaction）。

图3-3 脊椎动物肌酸与肌酐代谢相关反应和酶的示意图

行。例如，在哺乳动物中，一个完整的尿素循环只在肝脏起作用。然而，身体其他组织内精氨酸生物合成的主要部位是肾脏。瓜氨酸在肝脏或小肠合成并通过血液运输，被肾脏吸收并主要通过肾脏的近端小管转化为精氨酸。在肾脏内形成的精氨酸要么被释放到血液中并被其他组织消耗，要么在肾脏内用于合成胍乙酸。精氨酸的氨基转移到甘氨酸以产生L-乌氨酸和胍基乙酸（guanidinoacetic acid，GAA）代表了肌酸生物合成的两个步骤中的第一步，并且由L-精氨酸：甘氨酸氨基转移酶（L-arginine：glycine amidinotransferase，AGAT）催化。GAA在S-腺苷甲硫氨酸：N-胍基乙酸甲基转移酶（S-adenosyl-methionine：N-guanidinoacetate methyltransferase，GAMT）作用下，然后在氨基上甲基化得到肌酸。

　　在进化过程中，AGAT和GAMT似乎都随着七鳃鳗的出现而进化。这些酶的活性在无脊椎动物中没有检测到，但是在大多数脊椎动物中都有被检测到。

第四节　叶酸与核苷酸代谢

　　叶酸缺乏是引起巨幼红细胞性贫血和新生儿神经管缺陷的直接原因。除此之外，叶酸缺乏也会引起多种肿瘤的发生发展，究其原因主要是叶酸在DNA的合成和修复过程中发挥重要作用。前面章节我们已经详细介绍了叶酸携带的一碳单位参与嘌呤核苷酸和胸腺嘧啶核苷酸的合成过程。叶酸不仅影响核苷酸的合成，也可以从多方面影响DNA，下面我们将会简单介绍叶酸对核苷酸的合成、DNA的复制，以及DNA稳定性的影响。

一、叶酸对核苷酸合成和DNA复制的影响

　　动物体内DNA上的嘌呤和嘧啶碱基的合成可以按照从头合成的方式进行。这种合成方式在食物供给不足的情况下，能够为DNA复制和修复提供原料，叶酸在这种过程中起着非常重要的作用。嘌呤环上的第2位C原子来自N^{10}-甲炔基四氢叶酸，第8位C原子来自N^{10}-甲酰基四氢叶酸。叶酸主要影响嘌呤核苷酸的嘌呤环的合成，而叶酸对嘧啶核苷酸的影响主要在于尿嘧啶核苷酸甲基化生成胸腺嘧啶核苷酸的过程，N^5,N^{10}-亚甲基四氢叶酸是胸腺嘧啶核苷酸合成的甲基供体。

有研究发现，若叶酸缺乏，则会限制胸腺嘧啶核苷酸的合成，这样会引起核苷酸的合成错误，也会导致DNA发生解螺旋。此外，DNA的甲基化作用也与DNA复制的起始有关，当一次复制完成后，复制起始点处的母链保持甲基化，而新合成的子链则没有甲基化，只有当Dam甲基化酶使复制起始点全部甲基化，才可以进行一次复制。

二、叶酸对DNA稳定性的影响

肿瘤患者的病例中常常会出现两种特征性异常的DNA甲基化，一种是全部基因组的DNA甲基化作用减少，另一种是在CpG段，这个特殊的基因启动子上的区域性甲基化水平增多。据报道，全部基因组的甲基化减少能够诱导原癌基因的活化和染色体的不稳定，而区域性的甲基化水平增多与抑癌基因的转录沉默有明显的相关性。目前研究表明，参与调节DNA修复、细胞周期、细胞生长信号、血管病等的基因都是通过过度甲基化作用而失活的。在肿瘤层面将会产生两个方面的影响：第一，低甲基化会导致染色体的不稳定，有研究报道，DNA甲基化酶DNM1基因失活的胚胎干细胞与野生型细胞相比，它的染色体更易丢失；第二，抑癌基因的过度甲基化。MTS-1和RB基因的5'-端的CpG段都具有很高的甲基化水平，Bock等研究也发现在哺乳动物发育时期，CpG位点甲基化扮演着非常重要的角色，而且在癌症患者体内，经常会发生变化。虽然DNA甲基化作用的变化在肿瘤中的原因仍不明确，但流行病学的因素和特殊的叶酸补充也许都会显著影响DNA甲基化作用的方式。

既然叶酸在体内能使得染色体的组成部分DNA和组蛋白甲基化，从而影响DNA的复制及其稳定性等，那么叶酸会不会影响人类的基因呢？携带一碳单位的叶酸又将如何能与甲基化酶实现精确的合作？这些问题都值得我们在以后的科研工作中进一步地研究和探索。

参 考 文 献

[1] 周春燕，药立波. 生物化学与分子生物学 [M]. 9版. 北京：人民卫生出版社，2018，187-190.

[2] MCCULLY KS. Vascular pathology of homocysteinemia：implications for the pathogenesis of

arteriosclerosis [J]. Am J Pathol, 1969, 56: 111.

[3] BING FC. Vincent du Vigneaud (1901-1978) a biographical sketch [J]. J Nutr, 1982, 112: 1463-1473.

[4] CLARKE R, DALY L, ROBINSON K, et al. Hyperhomocysteinemia: an independent risk factor for vascular disease [J]. N Engl J Med, 1991, 324: 1149-1155.

[5] MCCULLY KS, WILSON RB. Homocysteine theory of arteriosclerosis [J]. Atherosclerosis, 1975, 22: 215-227.

[6] MCCULLY KS. Chemical pathology of homocysteine I. Atherogenesis [J]. Annals of Clinical & Laboratory Science, 1993, 23: 477-493.

[7] UELAND PM, REFSUM H. Plasma homocysteine, a risk factor for vascular disease: plasma levels in health, disease, and drug therapy [J]. J Lab Clin Med, 1989, 114: 473-501.

[8] CLARKE R, DALY L, ROBINSON K, et al. Hyperhomocysteinemia: an independent risk factor for vascular disease [J]. N Engl J Med, 1991, 324: 1149-1155.

[9] GUILLAND J, FAVIER A, POTIER DE COURCY G, et al. Hyperhomocysteinemia: an independent risk factor or a simple marker of vascular disease? [J]. 1. Basic data. Pathologie-biologie, 2003, 51: 101-110.

[10] WONG YY, GOLLEDGE J, FLICKER L, et al. Plasma total homocysteine is associated with abdominal aortic aneurysm and aortic diameter in older men [J]. J Vasc Surg, 2013, 58: 364-370.

[11] FU Y, WANG X, KONG W. Hyperhomocysteinemia and vascular injury: the advance of mechanisms and drug targets [J]. Br J Pharmacol, 2018, 175: 1173-1189.

[12] MORRIS MS. Homocysteine and Alzheimer's disease [J]. The Lancet Neurology, 2003, 2: 425-428.

[13] MATTSON MP, SHEA TB. Folate and homocysteine metabolism in neural plasticity and neurodegenerative disorders [J]. Trends Neurosci, 2003, 26: 137-146.

[14] MCILROY SP, DYNAN KB, LAWSON JT, et al. Moderately elevated plasma homocysteine, methylenetetrahydrofolate reductase genotype, and risk for stroke, vascular dementia, and Alzheimer disease in Northern Ireland [J]. Stroke, 2002, 33: 2351-2356.

[15] RUEDA-CLAUSEN C, CÓRDOBA-PORRAS A, BEDOYA G, et al. Increased plasma levels of total homocysteine but not asymmetric dimethylarginine in Hispanic subjects with ischemic stroke FREC-VI sub-study [J]. Eur J Neurol, 2012, 19: 417-425.

[16] PERNA AF, SEPE I, LANZA D, et al. Hyperhomocysteinemia in chronic renal failure: alternative therapeutic strategies [J]. J Ren Nutr, 2012, 22: 191-194.

[17] GOLBAHAR J, AMINZADEH MA, KASSAB SE, et al. Hyperhomocysteinemia induces insulin resistance in male Sprague-Dawley rats [J]. Diabetes Res Clin Pract, 2007, 76: 1-5.

[18] QI X, ZHANG B, ZHAO Y, et al. Hyperhomocysteinemia promotes insulin resistance and adipose tissue inflammation in PCOS mice through modulating M2 macrophage polarization via estrogen suppression [J]. Endocrinology, 2017, 158: 1181-1193.

［19］LIU J, ZUO SW, LI Y, et al. Hyperhomocysteinaemia is an independent risk factor of abdominal aortic aneurysm in a Chinese Han population ［J］. Sci Rep, 2016, 6: 17966（1-9）.

［20］WARSI A, DAVIES B, MORRIS-STIFF G, et al. Abdominal aortic aneurysm and its correlation to plasma homocysteine, and vitamins ［J］. Eur J Vasc Endovasc Surg, 2004, 27: 75-79.

［21］BRUNELLI T, PRISCO D, FEDI S, et al. High prevalence of mild hyperhomocysteinemia in patients with abdominal aortic aneurysm ［J］. J Vasc Surg, 2000, 32: 531-536.

［22］YANG N, YAO Z, MIAO L, et al. Novel clinical evidence of an association between homocysteine and insulin resistance in patients with hypothyroidism or subclinical hypothyroidism ［J］. PLoS One, 2015, 10: e0125922.

［23］ZHOU Y, CHEN Y, CAO X, et al. Association between plasma homocysteine status and hypothyroidism: a meta-analysis ［J］. Int J Clin Exp Med, 2014, 7: 4544.

［24］SUN C-F, HAVEN TR, T-L W, et al. Serum total homocysteine increases with the rapid proliferation rate of tumor cells and decline upon cell death: a potential new tumor marker［J］. Clin Chim Acta, 2002, 321: 55-62.

［25］ZHANG D, LOU J, ZHANG X, et al. Hyperhomocystein-emia results from and promotes hepatocellular carcinoma via CYP450 metabolism by CYP2J2 DNA methylation ［J］. Oncotarget, 2017, 8: 15377.

［26］GIVVIMANI S, MUNJAL C, NARAYANAN N, et al. Hyperhomocysteinemia decreases intestinal motility leading to constipation ［J］. American Journal of Physiology-Gastrointestinal and Liver Physiology, 2012, 303: G281-G290.

［27］LENTZ SR, RODIONOV RN, DAYAL S. Hyperhomocysteinemia, endothelial dysfunction, and cardiovascular risk: the potential role of ADMA ［J］. Atheroscler Suppl, 2003, 4: 61-65.

［28］VALLANCE P, LEIPER J. Cardiovascular biology of the asymmetric dimethylarginine: dimethylarginine dimethylaminohydrolase pathway ［J］. Arterioscler Thromb Vasc Biol, 2004, 24: 1023-1030.

［29］DAYAL S, LENTZ SR. ADMA and hyperhomocysteinemia ［J］. Vasc Med, 2005, 10: S27-S33.

［30］LI JG, CHU J, BARRERO C, MERALI S, PRATICÒ D. Homocysteine exacerbates β-amyloid pathology, tau pathology, and cognitive deficit in a mouse model of Alzheimer disease with plaques and tangles ［J］. Ann Neurol, 2014, 75: 851-863.

［31］KAMATH AF, CHAUHAN AK, KISUCKA J, et al. Elevated levels of homocysteine compromise blood-brain barrier integrity in mice ［J］. Blood, 2006, 107: 591-593.

［32］SACCO RL, BENJAMIN EJ, BRODERICK JP, et al. Risk factors ［J］. Stroke, 1997, 28: 1507-1517.

［33］BHATTACHARJEE N, BORAH A. Oxidative stress and mitochondrial dysfunction are the underlying events of dopaminergic neurodegeneration in homocysteine rat model of Parkinson's disease [J]. Neurochem Int, 2016, 101: 48-55.

[34] VACEK TP, KALANI A, VOOR MJ, et al. The role of homocysteine in bone remodeling[J]. Clin Chem Lab Med, 2013, 51: 579-590.

[35] YILMAZ N, EREN E. Homocysteine oxidative stress and relation to bone mineral density in post-menopausal osteoporosis [J]. Aging Clin Exp Res, 2009, 21: 353-357.

[36] FLEMING JT, BARATI MT, BECK DJ, et al. Bone blood flow and vascular reactivity [J]. Cells Tissues Organs, 2001, 169: 279-284.

[37] TYAGI N, KANDEL M, MUNJAL C, et al. Homocysteine mediated decrease in bone blood flow and remodeling: role of folic acid [J]. J Orthop Res, 2011, 29: 1511-1516.

[38] LONG Y, NIE J. Homocysteine in renal injury [J]. Kidney Diseases, 2016, 2: 80-87.

[39] WU CC, ZHENG CM, LIN YF, et al. Role of homocysteine in end-stage renal disease [J]. Clin Biochem, 2012, 45: 1286-1294.

[40] YAJNIK C, DESHPANDE S, JACKSON A, et al. Vitamin B12 and folate concentrations during pregnancy and insulin resistance in the offspring: the Pune maternal nutrition study[J]. Diabetologia, 2008, 51: 29-38.

[41] LI Y, JIANG C, XU G, et al. Homocysteine upregulates resistin production from adipo-cytes in vivo and in vitro [J]. Diabetes, 2008, 57: 817-827.

[42] LI Y, ZHANG H, JIANG C, et al. Hyperhomocysteinemia promotes insulin resistance by inducing endoplasmic reticulum stress in adipose tissue [J]. J Biol Chem, 2013, 288: 9583-9592.

[43] BØNAA KH, NJØLSTAD I, UELAND PM, et al. Homocysteine lowering and cardiovas-cular events after acute myocardial infarction [J]. N Engl J Med, 2006, 354: 1578-1588.

[44] GARIBALLA S. Testing homocysteine-induced neurotransmitter deficiency, and depression of mood hypothesis in clinical practice [J]. Age Ageing, 2011, 40: 702-705.

第四章

叶酸缺乏与出生缺陷风险的
流行病学研究

出生缺陷（birth defect）也称先天异常，是指婴儿出生前发生的身体结构、功能或代谢异常。出生缺陷可由染色体畸变、基因突变等遗传因素或环境因素引起，也可由这两种因素交互作用或其他不明原因所致，通常包括形态结构先天畸形（如无脑儿、脊柱裂、唇腭裂、四肢异常等）、染色体异常、遗传代谢性疾病、功能异常（如盲、聋、哑和智力障碍等）。

叶酸缺乏可导致胎儿神经管缺陷、先天性唇腭裂、高同型半胱氨酸血症，还和某些出生缺陷的发生、发展有密切关系。

第一节　叶酸缺乏与出生缺陷关系密切

叶酸系由蝶啶、对氨基苯甲酸及谷氨酸的残基组成的水溶性B族维生素，作为一种通过日常饮食摄入的必需营养素，它是机体细胞生长和繁殖的必需物质。叶酸天然而广泛地存在于绿叶蔬菜、谷物、豆类、牛油果、肝、肾、酵母、乳制品和肉类中。食物若经长时间烹煮，其中的叶酸可损失50%～90%。叶酸主要在十二指肠及近端空肠部位吸收。人体内叶酸储存量为5～20mg。

叶酸在小肠内吸收后通过二氢叶酸还原酶（DHFR）转变为四氢叶酸（THFA）。THFA是活性形式，THFA与一碳单位结合成亚甲基四氢叶酸，后者参与核酸合成。同时，亚甲基四氢叶酸在亚甲基四氢叶酸还原酶（methylenetetrahydrofolate reductase，MTHFR）的作用下生成5-甲基四氢叶酸，后者经以维生素B_{12}为辅酶的甲硫氨酸合成酶（methionine synthase，MS）催化还可生成THFA。此外，5-甲基四氢叶酸与同型半胱氨酸共同合成甲硫氨酸，继而转化成S-腺苷甲硫氨酸（S-adenosyl methionine，SAM），SAM是体内唯一活性甲基供体，直接参与DNA甲基化反应，将其甲基基团提供给细胞中80多个生物甲基化反应。叶酸的生物学作用具体体现在参与核苷酸的生物合成和DNA甲基化：5-MTHF通过5,10-亚甲基四氢叶酸、5,10-次甲基四氢叶酸转变为10-甲酰四氢叶酸来参与嘌呤碱基的合成。5,10-亚甲基四氢叶酸作为甲基供体存在于dUMP转变dTMP过程中，这是DNA合成的重要反应。因此，叶酸参与核苷酸合成中嘌呤和嘧啶的形成，在细胞分裂和繁殖中起作用；可使二碳氨基酸与三碳氨基酸相互转换；可促进苯丙氨酸与酪氨酸、组氨酸与谷氨酸、半胱氨酸与甲硫氨酸的转化；使乙醇胺转化为N-甲基烟酰胺；叶酸还可提供大量游离碳离子，供给制造神经末梢和构成传递神经冲动的重要化学物质原料，来保证人体神经系统的正常发育。

综上，叶酸是DNA和RNA合成过程中不可缺少的重要物质，在细胞生长、分化、修复和宿主防御等方面扮演重要角色。当人体所摄取的叶酸不能满足机体维持生长发育及功能所需就会引起缺乏，导致各类相关疾病。叶酸作为维持生物体正常生命过程所必需的一类有机物质，通常被机体吸收后，变成至少5种有活性的辅酶形式，通过参与机体内一碳单位的转移，对嘌呤、嘧啶、核酸和蛋白质的生物合成，以及细胞的分裂生长具有特别重要的作用，尤其是对于胚胎发育形成有着至关重要的作用，因此叶酸缺乏可能会造成不同疾病及畸形。

出生缺陷是指由于遗传因素和/或环境因素作用于妊娠前或妊娠期，引起胚胎或胎儿在发育过程中的解剖学结构和/或功能上的异常。出生缺陷可导致死胎、围生儿或婴儿死亡，重大缺陷可导致终生残疾，影响生长、发育，以及正常的生活和工作。常见严重性缺陷有神经管缺陷、唐氏综合征、先天性心脏病、唇腭裂等，因此，对叶酸与出生缺陷关系的研究越来越引起人们的重视。

第二节 叶酸缺乏与神经管缺陷

关于神经系统的发生，普遍认为神经系统的主要组成成分源于神经胚的3个部分：神经板（neural plate）、神经嵴（neural crest）和外胚层基板（ecotodermal placode）。神经板将形成中枢神经系统（central nervous system，CNS）的主要结构，神经嵴和外胚层基板形成于神经板与表皮外胚层的交界区域，参与周围神经系统（包括外周神经节、头部感觉器官等）的形成。脊椎动物的神经板是由外胚层分化而来的，是在胚胎发育早期由Spemann组织者产生的BMP抑制因子诱导而形成的。神经板逐渐与表皮外胚层脱离并形成中空的神经管，这一过程称为神经管形成（neurulation）。

神经管的形成主要有两种方式。一是初级神经管形成（primary neurulation），即神经板中央下陷，两侧神经褶（neural fold）向上隆起并最终在中轴上方闭合形成中空的神经管，大多数脊椎动物头部神经管采用此种方式。二是次级神经管形成（secondary neurulation），即神经细胞先形成实心的细胞索，进而形成中空的神经管。神经管形成后通过复杂的形态发生过程形成中枢神经系统的各种结构，其前部扩展、膨大形成前脑、中脑和后脑的原基，而后部的神经管发育为脊髓。神经管细胞经过增殖、分化，产生各种神经元和神经胶质细胞，并通过迁移等过程形成高度有序的组织结构。神经元产生轴突和树突，神经元之间、神经元与靶组织之间形成高度特异的突触连接网络，最终形成一个有功能的神经系统。神经管缺陷（neural tube defects，NTD），是指胚胎早期发育过程中，中枢神经系统在病因的作用下，由于神经管的闭合不全所引起的一组常见的、严重的出生缺陷。NTD是最常见和最严重的中枢神经系统先天性畸形。脑和脊髓由神经管发育而来，神经管是由受精卵发育15日形成的神经板的背侧发生折叠形成。人类神经板折叠的融合通常在受精卵发育的第21～26日完成。颅极和尾极是在受孕后第23～28日形成。因此，这些时期对应于颅极缺陷的关键期：无脑和尾极缺陷与脊柱裂。然而，值得注意的是目前所谓的孕龄是从临床上最后一次月经的第一天开始计算，因此，有必要在妊娠的天数加上14天来计算孕龄。因此，无脑缺陷的关键时期性介于第35～40孕日（21＋14＝35孕日和26＋14＝40孕日），而脊柱裂则在第37～42孕日（23＋14＝37孕日，28＋14＝42孕日）。先天无脑畸形是指前脑和头盖骨几乎不存在。在临床表现为脊柱裂（spina bifida），脊柱裂是脊柱的中线缺陷。具体有4种表现形式：①脊柱裂开放，完全无覆盖，可见明显暴露在外的脊柱脊髓；②脊髓脊柱裂，脊髓内含物突出，即脑膜腔或有薄膜覆盖的脊髓内膜；③有脑脊髓膜突出覆盖的闭合脊柱裂；④脊髓闭合不全畸形，是一种轻度的闭合性脊柱裂的表现（不止一个椎体的脊髓受到有皮肤覆盖的毛细血管扩张、血管瘤、异常色素沉着、高血脂、脂肪瘤、酒窝、真皮窦或真皮样囊肿等影响）。脊柱裂是一个典型的序发事件，因为经常有继发性的先天性异常，如脑积水（80%的脊髓网膜囊肿通常在出生后的第一个月发生）、畸形足和髋关节脱位、大小便失禁等，这些症状往往都是脊髓损伤稳定型麻痹的一部分常见临床表现。

早在1965年，Hibbard等首次提出叶酸缺乏可能是导致NTD的原因之一。在评价NTD病例时，有必要区分所谓的单发和多证病例。单发的NTD与其他先天性异常无关，而综合征型NTD与一个或多个其他先天性异常同时存在（如NTD＋唇裂＋多指）。综合征型NTD是由染色体畸变（如三体13）、突变主基因（如常染色体隐性遗传梅克尔−格鲁贝尔综合征）和畸变原（如丙戊酸钠）引起的。但值得注意的是，综合征型NTD病例仅占所有NTD病例的一小部分（约10%）。大多数单发的NTD病例都有多因子起源，即多基因易感性，外部因素的相互作用可触发或抑制这种遗传易感性。多基因易感性通过复发风险得到证实，在特定人群中，NTD患者的一级亲属的复发风险是NTD首次发生的10倍。另外，NTD的发生与人群的社会经济状况有密切的关系（经济状况良好者比低收入人群NTD的发病率低得多），而且他们明显的地理差异（在哥伦比亚的波哥大每1000人中有0.21个人发生NTD，在中国华北地区每1000人中有10.5个人发生NTD）。NTD的发生取决于母亲的社会经济地位，因此Smithells等假设营养不良可能是NTD起源的共同因素。他的小组在第一次干预试验中测试了添加含有0.36mg叶酸的复合维生素的饮食效果。曾孕育过一个或多个NTD婴儿的女性在妊娠后补充了复合维生素，而对照组则招募之前有过NTD婴儿，但这次妊娠后没有补充维生素的孕妇。这项干预研究的结果显示在英国约克郡和北爱尔兰地区，NTD复发分别减少了91%和83%，但由于在非随机对照试验（NRCT）中可能存在选择偏差，这些结果并没有被一些专家接受。因此，英国医学研究委员会（MRC）组织了一个多中心随机对照试验（multi-center randomized controlled trial，MRCT）（43%的参与者来自匈牙利）。有4个补充组：叶酸（4mg），其他维生素，叶酸＋其他维生素和矿物质作为对照。MRC通过该项补充维生素研究发现，仅服用4mg叶酸就能减少71%的NTD复发。在1984年，作为一项随机对照试验（RCT），匈牙利的围妊娠期服务（HPS）项目在启动时，增加了复合维生素制剂的补充。一半的参与者提供微量营养素组合制剂，共含有12种维生素。其中包含叶酸0.8mg、维生素

B_{12} 4.0μg、维生素 B_6 2.6mg和维生素 B_2 1.8mg，4种矿物质和3种微量元素，而另一半的参与者提供随机安慰剂样的微量元素组合。这些妇女至少在妊娠前1个月和妊娠后2个月使用这些补充剂。队列对照试验（cohort controlled trial，CCT）旨在收集更多关于这种复合维生素对NTD和主要对其他先天性异常的预防作用的数据。所有的HPS参与者都被提供了RCT中使用的复合维生素，而未补充队列在妊娠第14周时从产前护理诊所招募了没有使用维生素的妇女，他们与补充队列中的每位孕妇匹配。在这3056对试验组中证实了这种复合维生素对NTD减少起保护作用（1 vs 9；或95%CI：0.11，0.01～0.91）。然而，无论是在RCT上还是在CCT上，都没有因此减少综合征型NTD的发生。分析原因可能有两个：其一，复合维生素降低了首次出现NTD的风险；其二，复合维生素研究中使用的叶酸可能会有一些副作用，因此有必要评估叶酸的生理剂量。在此之后，在一项中美研究中，0.4mg叶酸对于预防NTD首次发生的有效性被证明。在NTD发生率高的地区（每1000人中有6.5人感染NTD），NTD发生率降低79%，而在NTD发生率低的地区（每1000人中有0.8人感染NTD），NTD发生率降低41%。这一历史回顾表明，理论上可以通过辅助性复合维生素或叶酸补充来解决NTD的初级预防。

流行病学调查显示NTD的发生中，风疹病毒、放射线、同位素、化学试剂、农药、有害气体、抗肿瘤药、抗惊厥药、酗酒、大量吸烟、严重营养不良及糖尿病等不良环境因素都有可能作为致畸因子。但研究资料表明，叶酸缺乏是NTD发生的主要原因。在NTD高发地区，每日提供给孕妇的叶酸量仅为100μg，远远低于孕妇每日需要量。血清叶酸检测表明，NTD患儿母亲的血清叶酸含量仅为150ng/ml，而正常婴儿母亲的血清含量则高达400ng/ml。动物实验结果也证明，低叶酸食饵（2mg/kg）饲养的小鼠，NTD的发生率远高于高叶酸食饵（40mg/kg）所饲养的小鼠。由此可见，叶酸缺乏虽不能说是NTD的唯一原因，但却是诱发NTD的重要因素。

已有研究表明，叶酸对预防NTD的发生有重要作用，可预防50%～70%NTD的发生。另外有研究证明，妊娠期补充0.4～5.0mg/d的叶酸，可以使NTD的发生率降低75%。临床研究发现，服用叶酸400μg/d对于我国北方地区妇女胎儿神经管缺陷的预防率可达85%，而南方地区的预防率仅为41%。对1070例无血缘关系的山西地区育龄妇女的研究显示，MTHFR基因的C677T、A1298C位点，MTRR基因的A66G位点，SLC19A1基因的A80G位点均存在多态现象。根据基因型综合判断育龄妇女对于叶酸的代谢能力，发现山西地区超过一半的育龄妇女存在叶酸代谢能力不足的风险，常规的叶酸补充（400μg/d）可能无法满足需求，尤其在妊娠前或妊娠早期，需要额外的补充叶酸，才能进一步降低出生缺陷的发生率。

自20世纪90年代初起，许多国家纷纷推行了妇女妊娠期增补叶酸的保健标准。1991年美国疾病控制与预防中心建议，有NTD患儿生育史的妇女每日服用4000μg的叶酸以预防胎儿NTD的再次发生。1992年美国公共卫生署针对所有准备妊娠的妇女，提出预防NTD初发的建议，建议所有生育年龄的妇女每日摄入400μg叶酸，以减少妊娠时发生胎儿脊柱裂以及其他NTD的风险。加拿大自1998年开始实施食品强化叶酸计划，强化后神经管缺陷的发生率明显下降。2015年世界卫生组织（WHO）推荐母体在备孕初期体内红细胞中叶酸浓度为906nmol/L（400ng/ml）左右时可预防神经管畸形。2017年，中国妇幼保健协会发布《围受孕期增补叶酸预防神经管缺陷指南》，推荐围受孕期妇女每日补充叶酸0.4～5mg。目前，对于叶酸在预防神经管畸形方面的研究仍在继续。

叶酸尤其是四氢叶酸（THFA）对人类健康具有重要的作用。NTD是指由于胚胎在母体内发育至3～4周时，神经管未能闭合所造成的先天缺陷，是一种比较常见的中枢神经系统的先天畸形，主要包括无脑畸形、脊柱裂、脑膜脑膨出等。NTD是胎儿、围生儿死亡及终身残疾的重要原因。NTD的发生普遍被认为是遗传因素和环境因素共同作用的结果，强调在多基因遗传的基础上，胚胎在妊娠早期受到各种外界致畸因子的影响，导致神经管闭合失常所引起的疾病，但其具体病因及发病机制尚未完全明确，有待进一步深入研究。

第三节　叶酸缺乏与唇腭裂

非综合征性唇腭裂（nonsyndromic cleft of lip with or without palate，NSCL/P）是新生儿颌面部最常见的先天性出生缺陷之一，主要是在妊娠第4～10周时颌腭组织发育不全或受阻而引起的一组颌面部先天畸形，主要包括唇裂、腭裂和唇裂合并腭裂，不包括综合征性唇腭裂及合并其他系统器官畸形的总称。NSCL/P是口腔颌面部最常见的先天性畸形，全球活产婴儿发病率范围在1/1000～1/700，并与区域和种族人群的具体变化有关。中国是NSCL/P的高发地区，活产新生儿的患病率高达1.4‰。未经修补的唇腭裂不仅严重影响面部美观，还因口、鼻腔相通，婴儿常因吮奶困难导致明显营养不良，患儿语言学习障碍，并易招致上呼吸道感染并发中耳炎等，不仅直接影响患儿身体发育，也给患儿和家长造成严重的心理创伤，同时给家庭和社会带来了沉重负担。妊娠早期补充叶酸可以减少1/3的唇腭裂畸形儿的出生，而补充时间晚于妊娠后1个月则没有保护效应。美国在妊娠前的妇女推广叶酸的强化食品后，唇裂的发生率下降了12%。因在颌面部的胚胎发育过程中，其间充质细胞源于神经嵴，而神经嵴发育与叶酸有关，临床研究发现叶酸可预防神经管缺陷，所以备孕期间叶酸的使用亦可减少新生儿颌面部唇腭裂的发生。

关于叶酸降低NSCL/P发病率的研究，有关队列研究的结果如下：Tolarovalss等发现在围妊娠期补充含有高剂量（10mg/d）叶酸的复合维生素能降低NSCL/P的再发率。Kelly等发现，妊娠女性在妊娠前3个月补充叶酸可降低婴儿NSCL/P的风险。Billee等发现叶酸补充量大于400μg/d时，降低NSCL/P患病风险，而小于400μg/d时则与NSCL/P的患病风险无关。Li等也发现，400μg/d的叶酸补充量降低了NSCL/P的发病风险，该研究同时认为只有末次月经前开始补充叶酸才能发挥其保护作用，分析其原因可能是妊娠后的14～60天是颌面部发育的关键时刻，而妇女发现时常常已实际妊娠超过1个月，因此，应当从计划妊娠（末次月经前）就开始增补叶酸使妇女体内叶酸水平在妊娠前就已达到较高水平，否则将可能无法发挥叶酸的预防NSCL/P作用。

我国学者李逸群等利用logistic回归分析探索NSCL/P患儿孕母早期接触的环境危险因素对NSCL/P发生的影响。对252例孕妇采用1∶1配对病例对照研究对母亲妊娠早期接触的环境危险因素做条件logistic回归分析。经多因素条件logistic回归分析得到有统计学意义的6个因素：母亲孕龄、文化程度、妊娠早期叶酸补充史、妊娠期钙补充史、吸烟及被动吸烟史、居住房屋新装修（半年之内）史，其中母亲妊娠早期无叶酸服用史的胎儿患NSCL/P的风险比母亲妊娠早期有叶酸服用史的胎儿高3.76倍，即补充叶酸是NSCL/P的保护因素。预防NSCL/P的措施是孕妇尽量避免吸二手烟，妊娠前3个月定时定量补充叶酸、钙等，避免妊娠早期精神压力过大。加强优生优育宣教、普及优生优育健康知识。妊娠期加强母婴保健，有助于降低新生儿出生缺陷。总之，围妊娠期营养与出生缺陷密切相关，加强围产期营养知识保健及妊娠期营养、叶酸的补充，对降低出生缺陷，提高优生质量具有重要意义。

NSCL/P的病因机制可能与叶酸代谢异常及介导其代谢的关键酶活性改变有关。叶酸缺乏、介导其代谢的关键酶基因的多态性等可引起体内叶酸代谢紊乱，进而导致DNA的合成与甲基化异常、甲硫氨酸缺乏和同型半胱氨酸的累积；高同型半胱氨酸血症可能直接或间接破坏唇和腭生长发育过程中细胞的增殖和分化，且同型半胱氨酸本身可能具有胚胎毒性，可延缓或阻止神经肌肉组织的生长发育和分化，并最终导致新生儿唇部及腭部畸形的发生。

NSCL/P病因复杂，一般认为是由遗传和环境因素相互作用所致，且具有多基因遗传特点。近年来，亚甲基四氢叶酸还原酶（methylenetetrahydrofolate reductase，MTHFR）基因被认为是NSCL/P的一个易感候选基因。*MTHFR*基因在叶酸代谢途径中起着至关重要的作用。人类*MTHFR*基因定位于常染色体lp36.3区域，其cDNA全长2.2kb，由11个外显子构成，内含子长度为250bp至1.5kb，编码656个氨基酸，其蛋白分子量约为70kDa。MTHFR是叶酸代谢过程的限速酶，最常见的单核苷酸多态性突变位点是*MTHFR* 677位点C→T（rs1801133），突变导致丙氨酸被缬氨酸取代，酶活性和热稳定性降低，进而影响细胞内叶酸正常代谢、DNA甲基化和合成反应。

国内外许多学者对*MTHFR*基因多态性与新生儿唇腭裂易感性进行了大量研究，发现*MTHFR* C677T和NSCL/P的发生相关。秦刚等对*MTHFR* C677T基因多态性与NSCL/P遗传易感性之间的关系进行了系统评价，该研究检索了Pubmed、Embase和Medline数据库建库至2013年4月的所有资料，按纳入标准筛选文献、提取相关数据，共纳入文献20篇，累计病例4727例，对照5838例。Meta分析结果显示，基因型为*MTHFR* 677TT突变型的新生儿患NSCL/P发病风险是CC野生型新生儿的1.275倍（95%CI：1.005～1.618）；TT基因型的母亲，其后代发病风险增加 [TT *vs* CC：*OR* = 1.309，95%CI：（1.088，1.576）；TT *vs* CC + CT：*OR* = 1.531，95%CI：（1.153，2.033）]。按人种进行亚组分析，4种基因模型分析结果都提示携带突变等位基因的亚洲人群发病风险增加，OR（95% CI）分别是2.131（1.454，3.123），1.611（1.134，2.289），1.652（1.175，2.322）和1.521（1.089，2.125）；按不同表现型进行亚组分析可知，*MTHFR* C677T基因多态性与新生儿唇裂易感性相关 [TT *vs* CC：*OR* = 1.238（1.054，1.453）；TT *vs* CC + CT：*OR* = 1.189（1.024，1.380）] 该研究认为*MTHFR* C677T基因多态性与NSCL/P遗传易感性相关，TT

基因型是新生儿NSCL/P的危险因素。总之*MTHFR* C677T基因多态性与新生儿NSCL/P易感性相关，突变型基因是NSCL/P的危险因素。

NSCL/P的发病受多因素、多基因影响，现阶段研究侧重于分析基因与大环境相互作用的关系，探索基因饮食的相互作用如何影响NSCL/P的研究相对缺乏，我们认为多基因多态性与微量营养元素之间的相互作用可能影响某些疾病的发生发展，因此致力于基因的表达产物在营养代谢中调节作用的研究有重要意义，即根据个体基因的特点，摄入特定的营养成分，以防止基因变异及相关酶活性的改变，从而达到防治NSCL/P的目的。

第四节　叶酸缺乏与先天性心脏病

先天性心脏病（先心病）是指胎儿在宫内发生的心脏或大血管结构异常，对心功能产生了实际或潜在影响的一组出生缺陷，是导致死胎、死产和新生儿死亡的首要原因。在我国占新生儿出生缺陷的1/4，位居出生缺陷第一，是儿童时期最常见的心脏病，主要类型包括房间隔缺损、室间隔缺损和动脉导管未闭等。先心病严重危害患儿生命和生活质量，目前已成为我国0～5岁儿童死亡的重要原因。两项新的前瞻性大样本多中心研究显示，我国活产婴中先心病发病率为8.94‰～12.00‰，其中重症先心病发生率为2.23‰～2.74‰。先心病的病因和发病机制比较复杂，关于对叶酸缺乏与先心病关系日益受到人们的关注。

匈牙利于1984—1991年关于对叶酸缺乏与先心病关系做过补充叶酸预防神经管缺陷的随机对照研究。匈牙利医学委员会在随机对照试验有一个意想不到的发现，后又进行队列对照试验并取得有意义的研究成果。在随机对照试验补充复合维生素后，先天性心脏缺陷（congenital heart disease，CHD）显著降低（$RR = 0.42$，95%CI: $0.19 \sim 0.98$），在队列对照试验中也发现了类似的降低（$OR = 0.60$，95%CI: $0.38 \sim 0.96$）。这两项干预试验的综合结果表明，先心病风险降低了43%（95% CI: $0.39 \sim 0.85$）。但先心病包括不同实体的异质性表现和起源存在差异，最明显的是室间隔缺损和圆锥形缺损。基于人群的亚特兰大观察性研究表明，使用前后对照复合维生素可使先心病风险降低24%（95%CI: $0.60 \sim 0.97$）。在评价与特定类型先心病的相关性时，这些数据也表明，与室间隔缺损和一些圆锥形缺损的相关性最强。在匈牙利的干预试验和亚特兰大的观察性研究中，先天性心脏椎干畸形的出生率降低了50%。匈牙利病例对照监测的先天性异常数据集帮助我们评估高剂量的叶酸（在研究期间，匈牙利只有一种含3mg的叶酸片，普通产科医生推荐1～2片）在先心病的关键时期（在第2个和第3个孕月）的作用。这项观察性研究显示，先心病的出生患病率显著降低14%。来自荷兰的一项以人群为基础的观察性研究评估了妊娠早期叶酸摄入后对生育的影响，发现先心病发病率显著降低18%。妊娠早期摄入叶酸也减少了鼻中隔缺损的出生缺陷风险。另据报道，在加拿大魁北克，在对谷物产品进行叶酸强化后，严重先心病的出生患病率显著降低。病例对照研究（OR = 0.78，95% CI：0.67～0.92）和队列研究（OR = 0.61，95%CI：0.40～0.92）的Meta分析均显示出复合维生素在降低先心病中的预防作用。而叶酸拮抗药物，抑制DNA合成所需的二氢叶酸还原酶，增加了孕妇及儿童患先心病的风险。在妊娠第2个月和/或第3个月使用三甲氧苄氨嘧啶（复方三氮唑）后，其子女患先心病的风险较高。在摄入某些磺胺类化合物后，先心病的风险也更高。

　　研究调查母亲围产期应用叶酸后改善患儿先天性异常的状况发现，应用叶酸后可以减少包括室间隔缺损在内的畸形的发生。亚特兰大一项人群病例对照研究表明，补充含叶酸的多种维生素可以显著减少非综合征先天性心脏病。另外，研究进行的配对巢式病例对照研究发现，单纯补充0.4mg/d的叶酸制剂可以使先天性心脏病发病危险下降35.5%。

　　围妊娠期叶酸补充有助于降低先心病的发生风险，是人体细胞及组织正常代谢不可或缺的营养物质。一方面，叶酸代谢过程中产生的产物可介导一碳单位转移，对组织及细胞的生物活动维持具有重要作用：一是参与嘌呤与胸腺嘧啶的合成，进而影响DNA与RNA的合成；二是参与氨基酸代谢，通过一碳单位载体在多种氨基酸的相互转化过程中发挥作用。另一方面，叶酸作为甲基供体，可通过影响基因甲基化从而实现表观遗传调控作用。胎儿生长发育的细胞分裂分化过程中，核酸及蛋白质合成非常旺盛，此时母体对叶酸需求量也增大，然而人体内无法自身合成叶酸，人体所需要的叶酸均需从外界摄入，母体内正常的叶酸水平对于保证胎儿正常生长发育至关重要。研究人员发现，补充叶酸后，子代各类先心病，包括室间隔缺损、房间隔缺损、法洛四联症、大动脉转位的发生风险均有所降低，其中以室间隔缺损和房间隔缺损类型的先心病发生率下降更为显著。

随着越来越多的研究证实叶酸对于出生缺陷预防有重要作用，叶酸补充政策开始在各国开展。研究显示围妊娠期每天使用含≥400μg叶酸的补充剂者较未使用叶酸补充剂的孕妇其子代先心病的发生风险降低。

另外，由于既往人群研究缺乏对孕妇体内叶酸真实暴露水平的了解，不足以证明叶酸缺乏与先心病发生之间存在确定的因果关系。同时，复合维生素含有或不含有叶酸、营养补充剂产品种类繁多、叶酸含量不一，故整个育龄人群围妊娠期的叶酸补充行为相对混乱。例如，当前我国育龄妇女补充叶酸的人群占多少？有多少妇女体内叶酸水平缺乏？个体孕妇体内叶酸水平未知，均按照每天0.4mg/片的剂量推荐补充是否科学？叶酸补充应该从什么时候开始、补充多少剂量、多长时间？是否每一位备孕妇女都需要补充？所有这些问题均需要应用大样本人群研究来加以阐明。除了叶酸的摄入水平，近年也有研究发现叶酸代谢通路基因多态性与先心病的发生有关，提示叶酸进入体内的代谢利用与先心病的发生密切相关，这也意味着不同备孕妇女个体所需要补充的叶酸量可能有所不同。

综上所述，围妊娠期妇女叶酸补充可能有助于降低先心病的发生风险，但目前尚缺乏体内叶酸不足可导致先心病发生的直接证据。今后的研究需建立以先心病为首要研究结局的前瞻性队列研究，提供心脏发育关键时期体内叶酸信息，明确体内叶酸水平与先心病的发生是否存在直接关系。此外，心脏发育还受到多基因调控的影响，故除了关注体内叶酸水平，还应探索影响叶酸代谢及利用的因素，从而为全面阐明叶酸与先心病之间的关系，为开展先心病一级预防提供全面、准确的科学依据。

第五节　叶酸缺乏与其他出生缺陷

叶酸缺乏除了与上述神经管缺陷、先天性心脏病和唇腭裂方面的密切相关外，也可以导致其他出生缺陷的发生率上升，如脐膨出、唐氏综合征、肛门闭锁等。

新生儿先天性脐膨出是一种罕见且严重的先天性畸形，是部分腹腔脏器通过前腹壁正中的先天性皮肤缺损，突出脐带的基部，其上覆盖薄而透明的囊膜。每10 000名新生儿中有0.8～3.9名患儿。患儿以男性为主；先天性脐膨出患儿常伴有其他先天畸形，如小肠闭锁、肛门闭锁、肠旋转不良、膀胱外翻及尿道上裂等症状。

叶酸与先天性脐膨出有相关性。Botto LD等评估了母亲服用复合维生素补充剂与婴儿患脐膨出（先天性腹壁畸形）的风险之间的关系，发现脐膨出与某些多发先天性畸形模式的神经管缺陷时同时发生，并已证明复合维生素与叶酸对多发先天性畸形具有保护作用。该研究采用一项以人群为基础的病例对照研究的数据，研究对象是1968—1980年出生的亚特兰大城市的婴儿。该研究选取已确诊的非综合征性脐膨出的患儿72例，通过分层随机抽样，筛选出无出生缺陷的3029例婴儿作为对照。与在妊娠期没有使用复合维生素的研究对象相比，妊娠期使用复合维生素补充剂（从妊娠前3个月到已妊娠的前3个月定期使用）非综合征性脐膨出的$OR = 0.4$（95%CI：$0.2 \sim 1.0$）。对于仅包含脐膨出或人体中线缺陷（神经管缺陷、尿道下裂和膀胱/泄殖腔突出）的患病群体，$OR = 0.3$（95%CI：$0.1 \sim 0.9$）。当参照组也包括在妊娠后期（妊娠的第2个月或第3个月）开始服用复合维生素的妇女时，获得的评估结果是相似的，该病例对照研究认为妊娠期前后服用复合维生素可使非综合征性脐膨出的风险降低60%。

在病因学上已证实某些遗传因素很重要，染色体异常是许多病例的病因。有学者研究表示，对散发病例提出常染色体隐性遗传模式，但非整倍体病例的病因尚不清楚。据报道，在妊娠期间服用多种维生素（其中大部分含有叶酸和维生素B_{12}）的女性生下脐膨出婴儿的风险较低。众所周知，叶酸可以预防神经管缺陷和其他出生缺陷。一种叶酸还原酶基因MTHFR的突变体（677C→T）已被证明是神经管缺陷的主要危险因素。此外，低维生素B_{12}和高总同型半胱氨酸血浓度与神经管缺陷有关，但在脐膨出中维生素B_{12}和同型半胱氨酸酶基因的遗传变异尚处于研究阶段。

James等对69例非整倍体脐膨出病例和761例未受影响的对照病例进行病例对照研究，这些病例来自1998—2005年在纽约州出生的所有婴儿，目的是寻找与单核苷酸多态性（SNPs）有关的关系，这些核苷酸多态性在叶酸、维生素B_{12}或胆碱代谢中起重要作用。在整个研究人群中，转钴胺素受体基因（TCblR）、rs2232775（Q8R）和MTHFR基因rs1801131（1298A→C）的变异与脐膨出显著相关。在非洲裔美国人中，维生素B_{12}转运蛋白（TCN2）和转钴胺素受体（TCblR）基因中的SNPs与脐膨出显著相关。如果采用Bonferroni校正，则只有总人群中的*TCblR*关联仍具有统计学意义。转钴胺素受体（*TCblR*）和转运蛋白（*TCN2*）SNPs和*BHMT* SNPs与脐膨出有关的发现表明，甲基化反应的破坏（其中叶酸、维生素B_{12}和同型半胱氨酸起关键作用）可能是脐膨出的危险因素。

唐氏综合征即21-三体综合征，又称先天愚型或Down综合征，是由染色体异常（多了一条21号染色体）导致的疾病。60%患儿在胎内早期即流产，存活者有明显的智能发育迟滞、特殊面容、生长发育障碍和多发畸形。唐氏综合征发生率与母亲妊娠年龄有关，系21号染色体的异常，有三体、易位及嵌合3种类型，母龄高、卵子老化是发生不分离的重要原因。三体型可起自父母生殖细胞减数分裂期21号染色体的不分离，其发生机制系因亲代（多数为母方）的生殖细胞在减数分裂时，染色体不分离所致，孕妇年龄越大，唐氏综合征发生的可能性越大，在对正常二倍体父母屡生21-三体儿的家族研究中发现，父母生殖细胞存在的嵌合21-三体细胞系及母源21号染色体的单亲二体也是发生21-三体的原因，易位型可由父母之一为21号染色体平衡易位携带者遗传而来，除有染色体易位外，双亲外周血淋巴细胞核型大都正常，产生唐氏综合征表型特征的21号染色体的关键部位是21q22.1～21q22.2，不包括这一区带的21部分三体均不呈现唐氏综合征。

众所周知，叶酸缺乏会导致神经、精神和认知障碍，而这些缺陷都可以通过叶酸治疗来逆转，且叶酸缺乏或叶酸使用障碍可能导致唐氏综合征。事实上，至少有7个与叶酸代谢相关的基因（*SCL19A1*、*FTCD*、*GART*、*CβS*、*PRMT2*、*N6AMT1*、*DNMT3L*，HGCN编号分别为10937、3974、4163、1550、5186、16021、2980）位于21号染色体上。现已证实在唐氏综合征可以观察到这些基因的过表达，并引起一系列代谢紊乱：叶酸、甲硫氨酸、同型半胱氨酸、S-腺苷甲硫氨酸和丝氨酸浓度低，半胱氨酸、半胱氨酸和甲基化DNA水平高。这些代谢异常在一定程度上解释了唐氏综合征患者中常见的大细胞化、舌炎和甲氨蝶呤超敏反应，而叶酸治疗可部分纠正这些反应。

已有研究报道，叶酸治疗可能改善唐氏综合征患者的心理运动发育。Blehaut等进行了为期一年的双盲安慰剂对照试验，以评估叶酸补充对年轻唐氏综合征患者（3～30个月）心理运动发育的影响。本次临床试验的注册号为NCT00294593（http：//clinicaltrials.gov）。甲酰四氢叶酸（leucovorin，LV），也被称为N5-甲酰四氢叶酸，由于四氢叶酸已经被还原了，因此，它可以通过还原叶酸载体系统（reduced folate carrier，RCF）进入细胞质，该系统由位于21号染色体上的一个基因（*SLC19A1*）编码。白藜芦醇还可以绕过二氢叶酸还原酶（dihydrofolate reductase，DHFR）激活叶酸的酶促步骤，通过甲基四氢叶酸合成酶（MTHFS）和甲基四氢叶酸还原酶（MTHFD1）转化。此外，白细胞介素比叶酸能更有效地穿过血脑屏障，神经元对其的生物利用度也更高。临床方案考虑了几个可能影响发育商的因素，包括年龄、性别和伴随治疗。在一项随机、双盲、以安慰剂为对照、单因素的甲酰四氢叶酸临床试验中，患者被随机分为两组，一组接受安慰剂，另一组接受甲酰四氢叶酸［LV 1mg/（kg·os）］。治疗持续了12个月，其间患者接受了3次预定的随访：分别为受试纳入时、治疗6个月时和治疗12个月时。随访内容包括临床检查、发育评估和血液取样（完全血细胞计数、铁蛋白测定、甲状腺检查），以及一组由4名医生和6名心理学家健康专家组成的小组对患者进行评估。该项研究分析了87例患者（43例治疗组 *vs* 44例安慰剂组），结果显示甲酰四氢叶酸对唐氏综合征的心理发育年龄有积极作用。甲酰四氢叶酸治疗组正常值53.1%，安慰剂组仅为44.1%（$P < 0.05$）。在接受甲状腺素治疗的患者中，甲酰四氢叶酸的这种积极作用尤为明显（59.5% *vs* 41.8%，$P < 0.05$）。本研究未观察到与甲酰四氢叶酸相关的不良事件。这些结果表明，甲酰四氢叶酸可以改善唐氏综合征患儿的心理运动发育，甲酰四氢叶酸至少在人群的某些亚群中是如此，尤其是在甲状腺素治疗组中甲酰四氢叶酸的治疗作用尤为显著。

虽然许多研究发现妊娠前后口服叶酸能降低出生缺陷的发病率和复发率，并且已有许多国家开展了各种公共卫生项目来推动妊娠期叶酸等营养补充剂的使用，但其机制目前尚不完全清楚。今后有关叶酸的研究应集中在叶酸预防出生缺陷及各种疾病的机制方面。可以相信，随着相关研究的进一步深入，叶酸将会对人类做出更大的贡献。

参 考 文 献

［1］HIBBARD BM，HIBBARD ED，JEFFCOATE TN. Folic acid and reproduction［J］. Acta Obstet Gynecol Scand，1965，44：375-400.

［2］SMITHELLS RW，SHEPPARD S，SCHORAH CJ，et al. Vitamin deficiencies and neural tube defects［J］. Arch Dis Child，1976，51，944-950.

［3］SMITHELLS RW，SHEPPARD S，SCHORAH CJ，et al. Possible prevention of neural tube defects by periconceptional vitamin supplementation［J］. Lancet，1980，1：339-340.

［4］SMITHELLS RW，SHEPPARD S，WILD J，et al. Prevention of neural tube defect recurrences in Yorkshire：Final report ［J］. Lancet，1989，2：498-499.

［5］ CZEIZEL AE，DUDAS I，VERECZKEY A，et al. Folate deficiency and folic acid supplementation：the prevention of neural-tube defects and congenital heart defects ［J］. Nutrients，2013，5（11）：4760-4775.

［6］ NEVIN NC，SELLER MJ，et al. Prevention of neural tube defect recurrences ［J］. Lancet，1990，335：178-179.

［7］ MRC VITAMIN STUDY RESEARCH GROUP. Prevention of neural tube defects：Results of the Medical Research Council Vitamin Study ［J］. Lancet，1991，338：131-137.

［8］ BERRY RJ，LI Z，ERICKSON JD，et al. Prevention of neural-tube defects with folic acid in China. China-US Collaborative Project for Neural Tube Defect Prevention ［J］. N Engl J Med，1999，341：1485-1490.

［9］ 李竹，ROBERT J BERRY，李松，等. 中国妇女妊娠前后单纯服用叶酸对神经管畸形的预防效果 ［J］. 中华医学杂志，2000，80（7）：9-14.

［10］ 梁娜，邓洋，周永安. 山西地区育龄妇女叶酸代谢相关基因的多态性分析 ［J］. 中华医学遗传学杂志，2016，33（6）：801-805.

［11］ 秦刚，王秋旭，刘维贤. MTHFR基因多态性与非综合征性唇腭裂易感性关系Meta分析 ［J］. 中国实用儿科杂志，2013，28（11）. 830-836.

［12］ 李逸群，徐莉春，王旗，等. 非综合性唇腭裂危险因素的条件logistic回归分析 ［J］. 现代预防医学，2020，47（10）：1865-1868.

［13］ 郝嫣汝，王岩，孙晓梅. 非综合征性唇腭裂环境因素的研究进展 ［J］. 中华整形外科杂志，2019（7）：702-705.

［14］ 折开娥，张莉莉，张凌燕. 基因检测指导个体化叶酸补充预防新生儿缺陷性疾病效果 ［J］. 中国计划生育学杂志，2020，28（8）：1254-1257.

［15］ BOTTO LD，MULINARE J，ERICKSON JD，et al. Occurrence of omphalocele in relation to maternal multivitamin use：a population-based study ［J］. Pediatrics，2002，109（5）：904-908.

［16］ YANG P，BEATY TH，KHOURY MJ，et al. Genetic-epidemiologic study of omphalocele and gastroschisis：evidence for heterogeneity ［J］. Am J Med Genet，1992，44（5）：668-675.

［17］ JAMES LM，TONIA CC，DENISE M，et al. Folate and vitamin B_{12} related genes and risk for omphalocele ［J］. Hum Genet，2012，131（5）：739-746.

［18］ CHEN CP. Chromosomal abnormalities associated with omphalocele ［J］. Taiwan J Obstet Gynecol，2007，46：1-8.

［19］ BLEHAUT H，MIRCHER C，RAVEL A，et al. Effect of leucovorin（folinic acid）on the developmental quotient of children with Down's syndrome（trisomy 21）and influence of thyroid status ［J］. PLoS One，2010，5（1）：e8394.

［20］ DAS UN. Hypertension as a low-grade systemic inflammatory condition that has its origins in the perinatal period ［J］. J Assoc Physicians India，2006，54：133-42.

［21］HENK J BLOM，YVO SMULDERS. Overview of homocysteine and folate metabolism. With special references to cardiovascular disease and neural tube defects［J］. J Inherit Metab Dis，2011，34：75-81.

［22］BLOM HJ. Folic acid，methylation and neural tube closure in humans［J］. Birth Defects Res A Clin Mol Teratol，2009，85（4）：295-302.

［23］SIU KL，LI Q，ZHANG Y，et al. NOX isoforms in the development of abdominal aortic aneurysm［J］. Redox Biol，2017，11：118-125.

第五章

叶酸缺乏与神经管缺陷的机制研究

神经管是中枢神经系统在胚胎时期的原始结构。胚胎早期神经沟下陷，神经褶逐渐靠拢并愈合形成中空的神经管，此管前段发育为脑，后段发育为脊髓。神经管在发育过程中如果未能完全闭合，就会导致无脑畸形、脊柱裂等极严重的出生缺陷，称为神经管缺陷。妊娠早期体内叶酸缺乏是神经管缺陷发生的重要原因，妇女在妊娠前至妊娠早期及时增补叶酸，可有效地预防神经管缺陷的发生，但其中确切机制至今未能完全阐明。既往研究表明，神经管缺陷是多因素参与、多机制作用的先天性畸形疾病，只有全面了解神经管缺陷的发病机制，避免有害环境因素的影响，采取相应的措施进行防控，才能有效降低神经管缺陷的发生率。

第一节 神 经 管

神经管（neural tube）是中枢神经系统的胚胎前体，最终发育成大脑、脊髓、神经垂体、松果体、视网膜等。胚胎发育早期，原肠胚（gastrula）是具有双胚层或三胚层的动物胚胎，低等动物仅由两个胚层组成，许多高等动物形成三胚层的原肠胚，它分为外、中、内胚层（图5-1）。高等动物的外胚层细胞增殖、内陷并最终离开外胚层表面而形成中空的神经管，大多数脊椎动物头部神经管的形成采用此种方式，称为初级神经管形成（primary neurulation）。外胚层细胞下陷形成实心的细胞索，接着在细胞索中心产生空洞形成中空的神经管，称为次级神经管形成（secondary neurulation），脊椎动物只有尾部神经管的形成采用此方式。

初级神经管的形成大致可以分为3个阶段（图5-2）：

（1）神经板（neural plate）形成：人类胚胎在第3周初（第15～17天），神

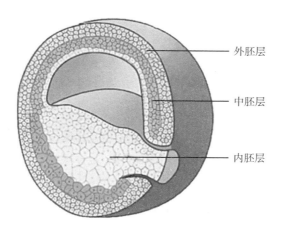

图5-1 原肠胚三胚层结构

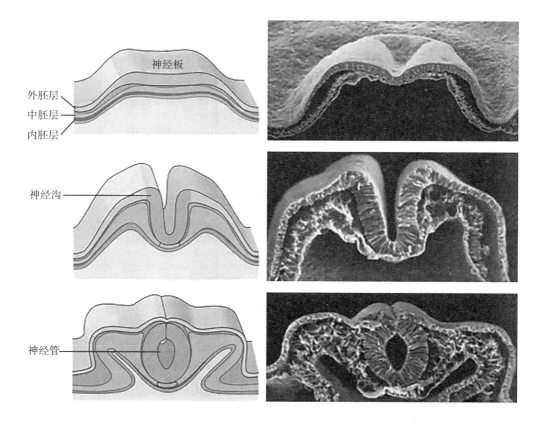

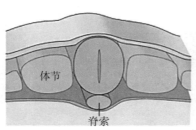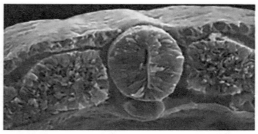

图 5-2　初级神经管形成过程

经系统开始发育。外胚层中线处的细胞在脊索的诱导下增殖，变形增厚，而其侧翼的外胚层细胞变得扁平，凸出的外胚层部分成为神经板。

（2）神经褶（neural fold）和神经沟（neural groove）形成：神经板形成后不久，两侧边缘进一步增厚向上隆起，形成神经褶，而神经板的中央凹陷形成神经沟。

（3）神经管形成：神经褶继续向背部中线升起、靠拢并愈合，并与外胚层分离，形成位于背部外胚层下方的中空神经管。神经沟的愈合过程是从中部向头、尾两端进展，最后在头、尾两端各有一开口，分别称前神经孔和后神经孔。胚胎第25天左右前神经孔闭合，第27天左右后神经孔闭合，完整的神经管形成。

神经管闭合依赖于多种机制的精确协同作用，包括神经板的汇聚延伸，神经嵴细胞的迁移，神经上皮细胞增殖凋亡，顶端细胞骨架微丝收缩等。在遗传因素和环境因素共同作用下，任何机制的破坏都可能导致神经管不能完全闭合，就会引起不同类型、不同程度的神经管缺陷。另外，也有学者提出由于闭合的神经管重新打开而引起某些神经管缺陷的可能性。

第二节　神经管缺陷

神经管缺陷（neural tube defects，NTD），又称神经管畸形，是在胚胎发育早期，由于神经管闭合不全所引起的一系列先天性出生缺陷，主要表现是脑和脊髓的异常，并常累及覆盖于其表面的组织，包括颅骨、脊柱、脑膜、肌肉和皮肤等。NTD是危害人类健康最严重的先天性畸形，是造成孕妇流产、婴儿死亡或终生残疾的主要原因之一。NTD不但严重危害儿童生存和生活质量，而且影响家庭幸福和谐，给家庭和社会造成沉重的经济负担。根据世界卫生组织2011年的数据统计，全世界每年有超过30万名神经管缺陷患儿出生。我国2011年NTD发病率为4.50/万，是最常见的出生缺陷之一。

NTD具有多种不同的临床表型，主要包括无脑畸形、脊柱裂、颅裂等。

一、无脑畸形

无脑畸形（anencephaly）是NTD中最严重的一种，比较常见，约占NTD的1/3。由于神经管的前段闭合不全，造成脑组织的全部或部分缺失，并伴有颅骨、头皮缺损和特殊的"蛙状脸"面部畸形。颅骨缺损从顶部开始，可延伸到其与枕骨大孔之间的任何部位，胎儿脑组织大部分暴露在颅外，所以又称为露脑畸形。无脑畸形常伴有身体其他部位畸形，如腭裂、颈部脊柱裂、胸腔狭小、上下肢比例失调、胫骨和拇指缺如等。无脑畸形胎儿一般在出生前就死亡，形成"死胎"或"死产"，即使出生，多数于出生后数小时死亡，极少能存活1周。

二、脊柱裂

脊柱裂（spina bifida）是NTD中最常见的类型，约占NTD的2/3。脊柱裂是由于神经管的后段未能完全闭合，脊髓背侧无法形成正常的椎体、软骨、肌肉和脊椎韧带结构，导致椎管闭合不全而引起，可分为显性脊柱裂和隐性脊柱裂。

显性脊柱裂比较多见，因椎管闭合程度不同，脊髓组织受累程度不同，症状差异悬殊，又可分为3种类型。①脊膜膨出型：以腰骶部多见，主要是脊膜通过缺损的椎板向外膨出，形成背部正中囊肿样肿块，其内容物只有脊膜和脑脊液，没有脊髓及其他神经组织，患儿没有瘫痪或其他神经系统症状。②脊髓脊膜膨出型：较前者多见，常见于胸腰段以上，椎管后方骨缺损范围较大，膨出内容物除脊膜外，脊髓本身也突出至囊内，多伴有下肢瘫痪、大小便失禁和腱反射消失等。③脊髓膨出型：即脊髓外露，大范围椎体缺损，脊髓神经组织呈平板式直接暴露于外界，膨出部位无被膜，又无皮肤覆盖，伴有大量脑脊液外溢，表面可形成肉芽面。此为脊柱裂最严重的类型，几乎都有下肢瘫痪和大小便失禁，有些患儿并发脑积水，死亡率高。

隐性脊柱裂患儿没有症状或症状较轻，只有脊椎管缺损，脊髓本身正常，因此没有神经系统症状，对健康没有影响。隐性脊柱裂在背部虽没有包块，但缺损区的皮肤上常有片状多毛区、片状血管痣或色素沉着等现象，少部分隐性脊柱裂可引起腰痛、遗尿、下肢无力或下肢神经痛。

三、颅裂

颅裂（cranium bifidum）是由于神经管发育过程中前段未能完全闭合，造成颅骨发育异常出现缺口。颅裂一般发生在颅骨中线部位，少数可偏于一侧；多见于枕部，其次是颅骨顶部、额部和底部，少数发生在鼻部。膨出物多少与颅骨缺损大小有关，可分为隐性颅裂和显性颅裂，隐性颅裂只有较小的颅骨缺失，无膨出物，临床上常无症状；显性颅裂则有隆起囊性膨出，故也称囊性颅裂。显性颅裂根据膨出物内容又分为3类。①脑膜膨出：颅骨缺损较小，膨出物只包括脑脊液和脑膜。②脑膜脑膨出：颅骨缺损较大，膨出物为脑膜和部分脑组织。③脑膨出：膨出物除了脑膜、脑组织，还包括一部分脑室。显性颅裂的临床表现因膨出的部位及大小而不同，轻者无明显神经系统的症状，重者（特别是脑膨出者）可出现智力低下、癫痫和不同程度的神经系统功能障碍表现。

NTD的发生是一个非常复杂的过程，是遗传因素与环境因素综合作用的结果，任何单因素或单基因突变都无法解释其发病机制，更无法用于个体风险预测和疾病筛查。目前已发现200多个基因与NTD发病有关，包括细胞增殖基因、细胞迁移黏附基因、转录因子基因、叶酸代谢相关基因、同型半胱氨酸代谢相关基因等。环境因素主要包括4个方面：①营养缺乏，叶酸、维生素B12缺乏。②生物因素，包括病毒、细菌、寄生虫等微生物感染，其中以病毒感染最常见。③化学因素，某些药物如抗癫痫药、抗惊厥药、抗肿瘤药等与NTD存在一定的关联；有机溶剂、农药或杀虫剂的大量或长期接触也会增加NTD风险。④物理因素，重金属、射线、环境或疾病导致的高温都是致畸因素。另外，孕妇年龄、生育状况、受孕季节、妊娠糖尿病、妊娠期精神状态都可能对胎儿神经管的正常发育产生影响。

第三节　叶酸缺乏与神经管缺陷的机制

叶酸在人体中代谢转变成四氢叶酸，因为四氢叶酸作为一碳单位代谢的辅酶，主要参与核苷酸从头合成，同型半胱氨酸代谢和细胞内各种甲基化反应，所以叶酸在细胞分裂增殖、同型半胱氨酸平衡、基因表达调控、基因组的稳定性和完整性等方面扮演重要角色。

1965年，英国的Hibbard BM首次提出叶酸缺乏与NTD发生之间呈正相关，之后大量的流行病学调查和临床研究显示，妊娠早期体内缺乏叶酸是NTD的最重要危险因素。孕妇容易出现叶酸缺乏，是因为妊娠期叶酸需求增加，血管内容量增加，叶酸分解代谢和清除增加，吸收减少，摄取不足等造成的。有些NTD孕妇体内叶酸正常，但叶酸代谢相关的酶缺陷，叶酸的吸收、转运或利用障碍，因此母体中叶酸表现为相对缺乏。临床研究证实妇女在妊娠前到妊娠早期补充叶酸，可使NTD的发病率降低50%～75%，并且对降低NTD的初发和再发均有效。这些研究结果建议计划妊娠的妇女，在妊娠前至少1个月（最好是3个月）和妊娠后的头3个月内，每天服用0.4mg的叶酸可以有效降低NTD发生的风险，叶酸缺乏导致NTD发生一直是该领域的研究热点，但其中的确切机制迄今仍未完全阐明。从目前的研究来看，叶酸缺乏引起NTD发生的机制错综复杂，并非单一途径作用，而是多种机制共同作用的结果，其中比较重要的机制包括以下几个方面。

一、核苷酸合成

核苷酸作为核酸的合成原料，主要通过从头合成和补救合成两种途径合成，其中从头合成途径最为重要。叶酸对于核苷酸从头合成是必不可少的物质之一，叶酸代谢形成的N^{10}-CHO-THF是腺苷酸、鸟苷酸等嘌呤核苷酸从头合成的原料；N^5,N^{10}-CH$_2$-THF是胸苷酸（dTMP）从头合成原料。2017年意大利的Misselbeck K等的研究显示dTMP从头合成的酶对细胞内叶酸浓度降低非常敏感，其中二氢叶酸还原酶和胸苷酸合酶活性均被抑制63%。核苷酸的合成供应是基因组DNA合成、修复和基因组稳定的前提，而基因组DNA合成又是细胞分裂增殖的前提，所以核苷酸的合成对于快速增殖的胚胎细胞尤为重要。胚胎神经管发育过程中，如果因为叶酸缺乏而不能提供足够的核苷酸，神经上皮细胞的DNA复制和快速增殖就无法维持，神经褶的形成将受阻，神经管的正常闭合就会受到影响，导致NTD发生。

通过基因敲除诱导的NTD动物模型中常常可以观察到核苷酸合成障碍。*Pax3*基因编码一种转录因子，参与细胞增殖、迁移和凋亡，在胚胎发育过程中发挥重要作用。2006年美国的Wlodarczyk BJ等发现*Pax3*基因敲除小鼠（Splotch小鼠）的dTMP从头合成途径障碍，并不可避免的产生NTD胚胎，而补充叶酸或dTMP能够阻止NTD胚胎的发生。二氢乳清酸酶是嘧啶核苷酸从头合成过程的关键酶，来氟米特是其抑制剂。2007年日本学者Ryou Fukushima的研究结果显示，给妊娠期小鼠口服来氟米特，抑制嘧啶核苷酸从头合成，胚胎会发生NTD、腭裂等畸形。从Splotch小鼠分离出神经干细胞进行体外培养，培养基中添加叶酸对神经干细胞的分化、增殖和细胞连接形成都产生影响，这可能是补充叶酸显著减少Splotch小鼠生产神经管缺陷胚胎的重要机制。丝氨酸羟甲基转移酶-1（serine hydroxymethyltransferase-1，SHMT-1）可以催化丝氨酸和四氢叶酸生成甘氨酸和N^5,N^{10}-CH$_2$-THF。2011年美国的Beaudin AE等发现，*SHMT1*敲除的小鼠中dTMP从头合成障碍，产生露脑缺陷的胚胎，饲喂叶酸缺乏的饲料会加重露脑缺陷发生率；2015年Martiniova L等给*SHMT1*敲除的小鼠饲喂叶酸缺乏的饲料，导致NTD胚胎产生，而补充脱氧尿苷可以挽救NTD表型，可能是补充的脱氧尿苷转变成dUMP后，提高了dTMP的从头合成率从而拯救NTD。卷尾（curly tail）突变小鼠是NTD发病机制研究中的常用的动物模型，具有叶酸抵抗的特点，补充叶酸不能预防其胚胎发生NTD。2016年英国Sudiwala S等对卷尾小鼠补充甲酸盐（甲酰基）后，核苷酸的合成速率增加，脊柱裂的发生率显著减少；在另外一项研究中，英国学者Leung KY给卷尾小鼠补充核苷酸前体，胸腺嘧啶＋腺嘌呤和胸腺嘧啶＋GMP可以显著减少NTD的发生，并且还观察到补充核苷酸前体后胚胎的神经褶的有丝分裂指数显著增加，神经上皮有丝分裂活性只增加了1.39倍。这些研究都证明了核苷酸合成不足与NTD发生有关，而补充核苷酸或核苷酸合成原料能促进神经管的发育。

胚胎发育过程对叶酸水平降低非常敏感，尤其是外胚层和早期神经上皮组织，可能是所有组织中最敏感的部位，因为叶酸缺乏可导致核苷酸合成不足，细胞增殖能力降低，神经管闭合失败，所以胚胎发生NTD。

二、DNA甲基化

表观遗传学是研究DNA序列不变而基因表达发生可遗传改变的学科。表观遗传改变对于一些病因复杂的疾病，如肿瘤、阿尔茨海默病、抑郁症等都发挥重要作用，也是NTD发病机制之一。DNA甲基化是表观遗传机制最重要的部分，是胚胎发育过程中基因表达调控的关键方式，对胚胎和胎儿的发育至关重要。DNA甲基化是在DNA甲基转移酶的作用下，基因组胞苷酸鸟苷酸（CpG）二核苷酸的胞嘧啶5位碳原子共价结合1个甲基基团的过程。DNA甲基化模式会在胚胎发育早期形成，但易受到饮食营养、理化因素的影响，导致基因表达改变或基因组不稳定，疾病敏感性增加。

充足的叶酸供应是保证DNA在正确的位点和时间进行甲基化修饰的重要因素。食物中的叶酸进入人体被还原成具有生物活性的四氢叶酸，作为辅酶参与一碳单位代谢。一碳单位中的N^5-CH_3-THF为同型半胱氨酸提供甲基生成甲硫氨酸，甲硫氨酸再活化成S-腺苷甲硫氨酸（S-adenosylmethionine，SAM）。在哺乳动物中，SAM是包括DNA、RNA和蛋白质在内，上百种物质甲基化修饰的甲基供体。体内叶酸缺乏会影响N^5-CH_3-THF的可用量，阻碍DNA的甲基化反应，很多研究结果也证实了此观点。2005年Park BH等对韩国107名妊娠中期孕妇的血清检测发现，叶酸水平与胎盘DNA总甲基化水平呈正相关。2014年van Mil NH等人对463对荷兰籍母亲和新生儿的研究中发现，母亲妊娠早期叶酸缺乏与新生儿DNA甲基化水平降低之间存在关联。2018年英国的Richmond RC等的研究也表明母亲补充叶酸，后代的DNA甲基化水平增高，而且这些甲基化模式改变是位于与胚胎发育、免疫应答和细胞增殖有关的基因中。另外，一些研究也证明叶酸缺乏或叶酸补充会影响某些转录因子、生长因子、细胞黏附分子等生物蛋白分子的基因甲基化修饰。值得注意的是，叶酸缺乏引起DNA总甲基化水平降低的同时，DNA甲基转移酶表达会上调，这可能会导致特定位点或特定基因的甲基化水平反而升高。

DNA甲基化从生殖细胞形成早期到胚胎发育的过程中经历一系列动态变化，基因组DNA甲基化模式会被重新编程。在哺乳动物受精卵第一次有丝分裂前，父本和母本的基因组DNA被大面积的去甲基化，清除亲代遗传下来的甲基化标记；而在胚胎的着床期前后，基因组DNA又被重新大面积甲基化，DNA甲基化酶可使DNA建立一种全新的甲基化模式并遍及整个基因组。之后的器官发生过程中，发生组织特异性基因的去甲基化和转录。全基因组DNA甲基化的擦除和重写受到严格的调控，但是特别容易受到环境因素的影响而出现变化，甲基化模式改变可能会导致多种发育缺陷和死胎。在胚胎发育过程中，3种主要的DNA甲基转移酶（DNA甲基转移酶1、DNA甲基转移酶3a和DNA甲基转移酶3b）都处于高表达状态，其中DNA甲基转移酶1使用已甲基化的DNA单链作为模板，对互补链进行甲基化修饰，具有维持基因组DNA甲基化的作用；DNA甲基转移酶3a和DNA甲基转移酶3b负责在非甲基化位点上进行从头甲基化，建立组织特异性甲基化状态。

DNA甲基化模式改变与NTD发病存在密切关系。2016年Ma Feifei等研究了152名正常婴儿和130名神经管缺陷儿童的NTD胎盘组织DNA甲基化的变化，发现150个差异甲基化区（81个低甲基化区、69个高甲基化区）。2010年Wang Li等对48例NTD胚胎和49例无畸形流产胎儿的神经组织进行检测，NTD胚胎神经组织的基因组DNA总甲基化水平和长散在重复序列（long interspersed element-1，LINE-1）甲基化水平显著降低，随着LINE-1甲基化水平的降低，NTD的风险增加。另一项研究中，Chen Xiaoli等收集的65例NTD胎儿和65例无畸形正常胎儿中，NTD胎儿脑组织DNA甲基化水平与正常胎儿相比明显降低。基因组DNA总甲基化的改变最终可能是通过影响基因组稳定性，影响特定基因或miRNA的表达来干扰神经管的正常闭合过程。

近些年，在NTD病例中也发现了某些特定基因发生高甲基化或低甲基化的现象。凋亡蛋白酶家族是一类参与细胞凋亡的半胱氨酸蛋白酶。2019年Huang Yun等检测80例NTD胚胎和32例对照组胚胎的神经组织，发现NTD组凋亡蛋白酶-8平均甲基化水平显著低于对照组。凋亡蛋白酶-8基因的低甲基化是NTD的一个危险因素，凋亡蛋白酶-8启动子甲基化降低，表达上调，细胞凋亡过度，打破细胞增殖和凋亡的动态平衡，最终影响机体的正常发育，使神经管闭合异常。该研究还指出随着凋亡蛋白酶-8平均甲基化水平的每降低1%，NTD的危险增加10.8%。另外，在NTD胎儿组织中，多种转录因子基因的甲基化修饰发生改变。PAX3（paired box 3）是参与神经管闭合的转录因子，对促进神经嵴的诱导、维持、细胞迁移和分化至关重要。2019年Lin Shanshan等在对73例NTD胎儿和29名非畸形胎儿的神经组织检测中发现，*Pax3*基因甲基化水平升高与NTD风险升高相关。转录因子GRHL3（grainyhead like transcription factor 3）在原发神经胚形成和内外胚层上皮分化中发挥重要作用。*GRHL3*基因的低甲基化被证明与NTD的发生有关。另一个转录因子HOX（homeobox）同样参与胚胎的发育过程，它可以调节基因的表达、形态发生和分化。2017年Zhang Ji等检测52例NTD胚胎和23例对照胚胎的脑或脊髓组织DNA，发现NTD组*HOXA5*基因的启动子上游区27个CpG位点甲基化程度明显高于对照组；而*HOXB7*低甲基化则被证明与脊髓脊膜膨出症显著相关。另外，包括*IGF-2*基因、DNA修复基因、叶酸受体基因、印记基因、丝氨酸/苏氨酸激酶基因和紧密连接相关蛋白基因的高甲基化或低甲基化也被证明在NTD的发生发展中起重要作用。

除叶酸缺乏可以导致NTD以外，其他因素也可以导致NTD。2017年Wang Linlin等用苯并芘诱导小鼠NTD，结果发现细胞紧密连接相关的连环蛋白α1和肌球蛋白基因中甲基化CpG位点增加，并且与神经组织和母体血清中多环芳烃水平呈正相关，表明苯并芘诱导的NTD可能与特定基因甲基化模式改变有关。在另一个小鼠模型中，甲氨蝶呤抑制小鼠的叶酸代谢诱导产生NTD胚胎，经检测后发现NTD胚胎的神经管组织基因组DNA甲基化水平显著降低。通过基因芯片筛选出132个差异甲基化区（35个低甲基化区和97个高甲基化区）。2011年Han Zhongji等将鸡胚进行砷暴露后，DNA甲基转移酶1和DNA甲基转移酶3a的表达显著降低，DNA总甲基化水平相应下降，表明砷暴露可能是通过表观遗传机制调节DNA甲基化来诱导鸡胚发生NTD。

总之，这些研究都提示NTD胎儿中的DNA甲基化反应可能受到叶酸缺乏或其他因素的干扰。而DNA甲基化异常影响神经管发育的细胞、分子或遗传机制目前仍未完全清楚，还需要大规模高通量技术手段进行研究，最终确定在NTD发病中，哪些基因受到表观遗传调控及其调控通路，以便能对其进行靶向干预来阻止NTD的发生。

三、高同型半胱氨酸血症

高同型半胱氨酸血症是一种血浆中总同型半胱氨酸（homocysteine，Hcy）浓度升高的疾病，通常定义为 Hcy > 15μmol/L。高同型半胱氨酸血症可导致动脉损伤和血管内血栓，是心脑血管疾病的独立危险因子。此外，大量研究证明高同型半胱氨酸可能与新生儿出生缺陷和习惯性流产有关。

Hcy 来自甲硫氨酸代谢，是细胞甲基化反应的副产物。Hcy 代谢概况如图 5-3 所示，甲硫氨酸在腺苷转移酶的催化下，发生腺苷化生成 S-腺苷甲硫氨酸（S-adenosylmethionine，SAM）。在甲基转移酶的催化下，SAM 可将活性甲基转移给另一物质使其甲基化，SAM 随即变为 S-腺苷同型半胱氨酸（S-adenosylhomocysteine，SAH）。后者腺苷基团被水解掉生成 Hcy。Hcy 的代谢去路有两种主要方式：一是甲基化作用重新回到甲硫氨酸，二是转硫作用生成半胱氨酸被降解。大多数组织中以甲基化为主要途径，只有当重新甲基化饱和或者细胞需要半胱氨酸时才进行转硫作用。Hcy 的甲基化途径也有两种方式。一是甲硫氨酸合酶（methionine synthase，MS）催化，N^5-甲基四氢叶酸提供甲基，这是 Hcy 代谢的主要途径。N^5-甲基四氢叶酸又是由 N^5,N^{10}-亚甲基四氢叶酸还原酶（methylenetetrahydrofolate reductase，MTHFR）催化产生。二是甜菜碱-同型半胱氨酸甲基转移酶（betaine-homocysteine S-methyltransferase，BHMT）催化，以甜菜碱作为甲基供体，此途径主要发生在特定的组织中，比如肝脏和肾脏；转硫作用过程是胱硫醚 β-合酶（cystathionine β-synthase，CβS）催化 Hcy 和丝氨酸缩合成胱硫醚，再由胱硫醚酶催化水解成半胱氨酸和 α-酮丁酸，两种酶的辅基都是维生素 B_6。

高同型半胱氨酸血症的形成主要有两个原因。一是酶的遗传缺陷，尤其是利用叶酸的相关酶变异活性下降，主要包括 MS、MTHFR 和 CβS 等。二是饮食中营养素缺乏，包括叶酸、甜菜碱、维生素 B_6 和维生素 B_{12} 等，这些营养素都是 Hcy 代谢酶所需的辅酶或辅基。大约 2/3 高同型半胱氨酸血症是维生素缺乏引起，其中叶酸缺乏被认为是最常见的原因。叶酸一旦缺乏或代谢障碍，Hcy 重新甲基化成甲硫氨酸的主要代谢途径受阻，血浆 Hcy 水平升高，造成高同型半胱氨酸血症。

20 世纪 90 年代初，人们发现生育过或孕有 NTD 胎儿的孕妇血清中 Hcy 水平明显高于对照组，随后更多的研究证明母体和/或胚胎 Hcy 代谢失衡在 NTD 的发生中扮演着重要角色。1991 年 Steegers-Theunissen RP 发表在《新英格兰医学杂志》上的一篇研究首次提出同型半胱氨酸可能与 NTD 发生有关。该研究小组对生育过 NTD 胎儿的母亲进行了甲硫氨酸负荷试验，结果显示血浆 Hcy 高于对照组，表明

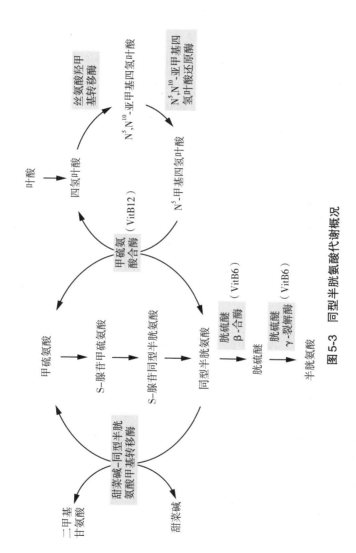

图 5-3　同型半胱氨酸代谢概况

生育过NTD胎儿的母亲体内，Hcy的代谢转化能力降低。叶酸特异性缺乏与Hcy水平升高相关，叶酸水平正常但血浆Hcy水平升高的妇女，更有可能生育NTD的胎儿。

母亲Hcy代谢异常与NTD妊娠风险之间的关系得到了广泛的调查研究，此处先分析支持高Hcy与NTD发病存在联系的研究结果。2018年，埃及的Senousy SM等对50例妊娠或既往妊娠有NTD胎儿的母亲和70例健康胎儿的母亲进行了血清Hcy浓度分析。与对照组（13.95μmol/L）相比，受NTD影响的母亲血清Hcy浓度（18.39 μmol/L）显著升高（$P = 0.0008$）。NTD也是印度最常见的严重先天畸形之一，多项流行病调查显示Hcy水平与NTD密切相关。比如2018年印度Deb R等对北印度130名NTD胎儿的母亲和233名健康胎儿的母亲血清Hcy浓度进行了测定，NTD胎儿母亲的平均血清Hcy水平显著升高。同年，Gupta R对2012—2015年96名妊娠NTD胎儿的母亲、126名脊柱裂新生儿、84名正常妊娠的母亲、87名没有出生缺陷的新生儿进行调查分析。与对照组母亲和新生儿相比，NTD胎儿的母亲和脊柱裂新生儿的血浆Hcy水平都显著升高。早前Godbole K的一项研究包含了更多的病例数，318名NTD胎儿母亲和702名健康胎儿母亲的血浆检测结果显示母亲血浆高Hcy与子代NTD显著相关。

山西省是国内NTD发病率最高的地区，吕梁山区又是山西省出生缺陷的高发地区之一。该地区在2004年3月1日至2005年6月30日的一项研究中，84名受NTD影响的母亲和110名对照母亲的血样检测显示，NTD组血清维生素B_{12}和叶酸含量均低于对照组，而血清总Hcy水平高于对照组。另外，2008年1月至2011年5月在新疆地区的一项调查研究中，30名NTD胎儿母亲和60名正常胎儿母亲的血浆检测显示：NTD组的母亲血浆Hcy显著高于对照组。2015年，上海复旦大学的Tang Kefu等分析过往32项研究的数据（涉及1890名NTD胎儿母亲和3995名健康胎儿的母亲）。NTD胎儿母亲比对照组母亲的Hcy水平显著升高。另外，NTD胎儿母亲的血浆叶酸、维生素B_{12}和红细胞叶酸水平也显著降低。

目前来看，已发表的研究结果都显示NTD胎儿母亲的血浆Hcy是升高的，流行病学调查尚未给Hcy水平升高与NTD之间的关系盖棺定论，那么动物或细胞实验的研究成果又如何呢？是否能给出更多的证据呢？2018年，Zhang Qin等用质谱法从人胚胎脑组织中鉴定出39个组蛋白同型半胱氨酸化位点。在人类NTD脑组织中，神经管关闭相关的基因表达也随着Hcy和组蛋白H3同型半胱氨酸修饰

（H3K79Hcy）水平的升高而降低。表明高水平的Hcy通过组蛋白H3K79Hcy的上调导致神经管关闭相关基因表达异常，从而导致NTD的发生。在2009年，巴西的Kobus K用同型半胱氨酸处理鸡胚时，发现神经管闭合失败，脊髓发育中断，脊髓层细胞的增殖、凋亡和细胞黏附等行为显著改变。在鸡胚神经嵴细胞培养基中加入同型半胱氨酸后，微阵列分析发现65个已知功能的基因转录改变，其中19个基因与细胞迁移黏附有关，10个细胞增殖凋亡。2007年美国学者Rosenquist TH等同样用Hcy干预正在发育的鸡胚，结果鸡胚产生了NTD和心脏缺陷。Hcy会抑制鸡胚神经嵴细胞的细胞周期进程，并减少它们从神经管迁移的距离，说明体内同型半胱氨酸升高会直接改变神经嵴的形态发生。也有研究发现Hcy可能通过干扰肌动蛋白微丝的功能，引起鸡胚神经管和神经孔闭合延迟，神经管变得扁平，细胞运动停止。从这些研究可以推断同型半胱氨酸引发NTD可能与神经细胞的增殖、凋亡改变，迁移能力降低，运动能力下降有关。

血浆Hcy升高对神经管发育影响的具体机制尚不完全清楚，但研究已取得一定进展。有学者认为，Hcy升高会通过SAH的积累来抑制SAM参与的甲基化反应，从而使DNA总甲基化水平降低，最终导致表观遗传失调。Hcy毒性的分子机制复杂，因为Hcy在体内有多种分子形式，包括同型半胱氨酸硫内酯、N-Hcy-蛋白质、S-Hcy-蛋白质、SAH和Hcy的低分子量二硫化物，每一种都可以对生物分子、组织和器官施加不同的和性别特异性的影响。这些发现为Hcy及其代谢产物诱发NTD或其他人类疾病的机制提供了新的见解，并为预防或治疗提供了治疗靶点。

四、基因组不稳定性

每个物种都必须保持其基因组的完整性，以确保遗传信息忠实地传递给后代。基因组不稳定性包括但不限于特定基因的碱基突变、微卫星不稳定性（微卫星长度改变）、染色体片段的扩增、删除或重排、整条染色体的获得或丢失等。基因组的不稳定性可以通过4个主要机制来最小化：高保真DNA复制，有丝分裂中的精确染色体分离，DNA损伤的无差错修复，以及协调的细胞周期进程。基因组改变的累积可能导致细胞分裂的失调、细胞生长和死亡之间的不平衡，以及癌症等疾病，最近的研究发现NTD也与基因组不稳定性有关。

饮食和营养在基因组不稳定性中发挥重要作用。其中，叶酸缺乏影响基因组的稳定性有两条途径：第一条途径是影响核苷酸从头合成，叶酸缺乏会先导致所有嘌呤核苷酸合成减少，引起嘌呤核苷酸和嘧啶核苷酸比例失衡，DNA突变率就会增加，而且DNA损伤的修复能力减弱，使基因组不稳定性增加。叶酸缺乏也会导致嘧啶核苷酸中的dTMP从头合成能力削弱，那么dUMP和dUTP浓度就会相对升高，由于DNA聚合酶不能区分dTTP和dUTP，导致dUTP错误地进入DNA结构中。2008年美国的MacFarlane AJ等通过敲除小鼠胞质丝氨酸羟甲基转移酶，减少N^5,N^{10}-CH_2-THF的产生，结果发现细胞核DNA中尿苷酸含量增高。如果这种错误集中发生在很靠近的位置时，修复过程中容易产生DNA双链断裂。2018年加拿大学者LeBlanc DP在小鼠实验中发现，在叶酸缺乏的情况下，高度增殖的骨髓细胞容易诱发突变和染色体损伤，这些损伤很可能与叶酸缺乏减少了dTMP从头合成，诱导DNA双链断裂有关。第二条途径是影响SAM合成。叶酸缺乏会导致SAH增多，从而抑制SAM合成，SAM不足则会改变DNA甲基化模式和组蛋白的修饰，从而导致基因表达改变和染色体畸变，包括断裂、删除、插入和易位等。这些突变损伤未被修复时，它不仅会影响细胞功能，而且在DNA复制和染色体分离过程中造成更高的错误风险。2016年Zhang Rong的研究发现补充叶酸无论在体内或体外实验中，都可以减少苯并芘诱导的人类肝脏细胞基因突变和染色体畸变。

组蛋白的翻译后修饰是基因组稳定性的关键调控方式。组蛋白翻译后会进行磷酸化、甲基化、乙酰化和泛素化等修饰，这些不同修饰的组合构成了"组蛋白编码"，它调节多种细胞分裂过程，包括有丝分裂和减数分裂。在过去的几年中，大量的研究表明组蛋白H4第20位赖氨酸（H4K20）甲基化作为一种重要的组蛋白修饰方式，对于确保基因组完整性的生物学过程至关重要，如DNA损伤修复、DNA复制、染色质压缩和有丝分裂等。叶酸缺乏抑制甲基化反应，DNA是其中一个重要底物，而组蛋白是甲基化反应另一个重要底物，所以叶酸缺乏势必影响组蛋白甲基化和基因组稳定性。给大鼠喂饲缺乏叶酸饲料后，发现组蛋白H3第9位赖氨酸9（H3K9）和H4K20的三甲基化修饰显著降低，分别减少40%和44%，同时引起了大鼠基因组DNA甲基化水平降低。H3K9三甲基化是细胞分化和胚胎早期发育所必需的。另外，DNA甲基化能够吸引甲基结合蛋白，然后募集组蛋白脱乙酰化酶，所以叶酸缺乏降低DNA甲基化会增加组蛋白的乙酰化修饰，表明DNA甲基化和组蛋白化学修饰状态是有着精密联系的，扰乱其中之一的修饰状态，都会改变基因的表达水平和基因组稳定性，从而干扰胚胎正常的发育过程。

SHMT敲除小鼠的核DNA中尿苷酸含量增高，NTD发生率增加，而给孕鼠补充脱氧尿苷，促进dTMP合成，结果显著降低了NTD的发生率。在妊娠期间服用抗癫痫药丙戊酸与NTD的发生相关，将中国仓鼠卵巢细胞暴露于丙戊酸中，观察到DNA双链断裂和同源重组修复显著增加。叶酸缺乏同样会引起的DNA双链断裂和同源重组修复，同源重组可能会导致胚胎发育相关基因的丢失或功能障碍，引起有害的遗传变化，可能是导致NTD发生的原因之一。细胞极性相关蛋白PARD3（partition-defective 3）在神经管闭合过程中发挥重要作用，在NTD病例中可以检测到*PARD3*的基因拷贝数变化，另外，脊柱裂相关基因*pax3*、调节形态发生的磷脂酰肌醇蛋白多糖的基因拷贝数变化也在NTD病例中被发现。甲氨蝶呤诱导小鼠NTD的研究结果提示叶酸代谢缺陷引起的拷贝数变化可能与NTD发生有关。另外，在端粒酶RNA组分缺失的敲除小鼠中，端粒长度缩短会导致前脑和中脑神经管闭合失败。所以，尿苷酸错误插入DNA、基因突变或拷贝数增加，染色体畸变等基因组不稳定性可能是出生缺陷发生的重要机制之一。

五、其他

叶酸缺乏引起NTD是一个非常复杂的过程，涉及多种机制的参与，其中叶酸缺乏引起脂质合成不足可能与NTD的发生也有关系。在胚胎发育早期，神经板形成和神经管闭合过程中，神经板细胞明显拉长和急剧增殖，使细胞对神经脂质，比如磷脂酰胆碱、磷脂酰乙醇胺的需要非常高，磷酸乙醇胺甲基转移酶（phosphatidylethanolamine N-methyltransferase，PEMT）是催化磷酸乙醇胺甲基化，最终合成磷脂酰胆碱的关键酶，SAM为PEMT催化的反应提供甲基，如果叶酸缺乏就会减少磷脂酰胆碱的合成，而且由于神经组织其比其他组织需要更多的磷脂，因而影响神经管发育，更容易发生NTD胚胎。2008年美国的Witola WH等在鸡胚实验中，发现同型半胱氨酸浓度升高会降低脑组织的多不饱和脂肪酸含量，改变脑细胞膜的组成，可能是因为同型半胱氨酸增加，使SAH浓度升高，而SAH会抑制大脑特异性PEMT的活性，减少磷脂酰胆碱的合成，从而影响神经管发育。

近年来，细胞骨架蛋白甲基化与NTD的联系也被发现。在细胞骨架成分中，肌动蛋白，微管蛋白和微丝蛋白通常被甲基化。肌动蛋白和肌球蛋白结合的活性位点具有高度保守的3-甲基组氨酸残基，这个位点是在神经管关闭过程中被SAM甲基化产生。叶酸缺乏导致这些细胞骨架元件关键位点甲基化降低，不能定位于细胞的基端和顶端，神经组织的细胞骨架元件定位失败，将导致细胞收缩和运动故障，从而影响发育中的神经板内陷移动，进而导致NTD。

微小RNA（microRNA，miRNA）是一种小分子的调控RNA，参与细胞增殖分化凋亡，免疫和代谢等众多生理过程。多种动物实验已经证明miRNA对胚胎发育具有促进因素，在大脑或中枢神经系统发育中miRNA具有特殊的表达模式。在人类无脑畸形胚胎的大脑组织中，已经观察到miRNA的表达异常。最近的研究结果显示，至少有一半的miRNA启动子区域靠近CpG岛，甲基化频率估计比蛋白编码基因的甲基化频率高一个数量级，所以，miRNA的表达应该受到基因组甲基化的高度调节。叶酸缺乏导致基因组DNA甲基化降低，极有可能会影响miRNA的表达模式，从而改变某些关键基因的表达，干扰胚胎的正常发育。

叶酸缺乏在NTD易感性中起着关键作用，更值得注意的是尽管部分受NTD影响的孕妇叶酸水平仍然在"正常"范围内，而且即使母体没有明显的叶酸缺乏症，补充叶酸仍然对NTD有预防作用。当然单纯的母体叶酸缺乏不足以引起NTD，NTD发生是叶酸缺乏和遗传因素（叶酸吸收、转运或利用能力下降）、环境因素（烟酒、药物或致畸物暴露）、孕妇状态（糖尿病、病毒感染或叶酸清除增加）等联合作用的结果。所以，基因、环境、营养多种或多个因素相互作用，导致叶酸生物利用度下降，细胞水平叶酸缺乏才是NTD发生的内在机制。深入研究叶酸代谢紊乱及其在NTD发生过程中的作用机制，将为今后NTD预防策略的完善提供重要信息。

参 考 文 献

［1］HIBBARD BM，HIBBARD ED，JEFFCOATE TN. Folic acid and reproduction. Acta Obstet Gynecol Scand［J］. 1965，44：375-400.

［2］MISSELBECK K，MARCHETTI L，FIELD MS，et al. A hybrid stochastic model of folate-mediated one-carbon metabolism：Effect of the common C677T MTHFR variant on de novo thymidylate biosynthesis［J］. Sci Rep，2017，7：797.

［3］FUKUSHIMA R，KANAMORI S，HIRASHIBA M，et al．Teratogenicity study of the di-hydroorotate-dehydrogenase inhibitor and protein tyrosine kinase inhibitor Leflunomide in mice ［J］．Reprod Toxicol，2007，24：310-316．

［4］WLODARCZYK BJ，TANG LS，TRIPLETT A，et al．Spontaneous neural tube defects in splotch mice supplemented with selected micronutrients［J］．Toxicol Appl Pharmacol，2006，213：55-63．

［5］BEAUDIN AE，ABARINOV EV，NODEN DM，et al．Shmt1 and de novo thymidylate bi-osynthesis underlie folate-responsive neural tube defects in mice［J］．Am J Clin Nutr，2011，93：789-798．

［6］MARTINIOVA L，FIELD MS，FINKELSTEIN JL，et al．Maternal dietary uridine causes，and deoxyuridine prevents，neural tube closure defects in a mouse model of folate-responsive neural tube defects［J］．Am J Clin Nutr，2015，101：860-869．

［7］SUDIWALA S，DE CASTRO SC，LEUNG KY，et al．Formate supplementation enhances folate-dependent nucleotide biosynthesis and prevents spina bifida in a mouse model of folic ac-id-resistant neural tube defects［J］．Biochimie，2016，126：63-70．

［8］LEUNG KY，DE CASTRO SC，SAVERY D，et al．Nucleotide precursors prevent folic ac-id-resistant neural tube defects in the mouse［J］．Brain，2013，136：2836-2841．

［9］PARK BH，KIM YJ，PARK JS，et al．Folate and homocysteine levels during pregnancy affect DNA methylation in human placenta［J］．J Prev Med Public Health，2005，38：437-442．

［10］RICHMOND RC，SHARP GC，HERBERT G，et al．The long-term impact of folic acid in pregnancy on offspring DNA methylation：follow-up of the Aberdeen Folic Acid Supplementa-tion Trial（AFAST）［J］．Int J Epidemiol，2018，47：928-937．

［11］MA FF，CAO DD，OUYANG S，et al．Hypermethylation of AKT2 gene is associated with neural-tube defects in fetus［J］．Placenta，2016，48：80-86．

［12］WANG L，WANG F，GUAN J，et al．Relation between hypomethylation of long inter-spersed nucleotide elements and risk of neural tube defects［J］．Am J Clin Nutr，2010，91：1359-1367．

［13］CHEN X，GUO J，LEI Y，et al．Global DNA hypomethylation is associated with NTD-af-fected pregnancy：A case-control study［J］．Birth Defects Res A Clin Mol Teratol，2010，88：575-581．

［14］HUANG Y，REN A，WANG L，et al．Casp8 hypomethylation and neural tube defects in association with polycyclic aromatic hydrocarbon exposure［J］．Clin Epigenetics，2019，11：72．

［15］LIN S，REN A，WANG L，et al．Aberrant methylation of Pax3 gene and neural tube de-fects in association with exposure to polycyclic aromatic hydrocarbons［J］．Clin Epigenetics，2019，11：13．

［16］ZHANG J，TIAN T，YI Q，et al．Relationship of Methylation within Upper Stream Region of Transcription Starts Site of HOXA5 Gene with Neural Tube Defects [J]. Zhongguo Yi Xue Ke Xue Yuan Xue Bao, 2017, 39: 785-791.

[17] WANG L, LIN S, ZHANG J, et al. Fetal DNA hypermethylation in tight junction pathway is associated with neural tube defects: A genome-wide DNA methylation analysis [J]. Epigenetics, 2017, 12: 157-165.

[18] HAN ZJ, SONG G, CUI Y, et al. Oxidative stress is implicated in arsenic-induced neural tube defects in chick embryos [J]. Int J Dev Neurosci, 2011, 29: 673-680.

[19] STEEGERS-THEUNISSEN RP, BOERS GH, TRIJBELS FJ, ESKES TK. Neural-tube defects and derangement of homocysteine metabolism [J]. N Engl J Med, 1991, 324: 199-200.

[20] SENOUSY SM, FARAG MK, GOUDA AS, et al. Association between biomarkers of vitamin B_{12} status and the risk of neural tube defects [J]. J Obstet Gynaecol Res, 2018, 44: 1902-1908.

[21] DEB R, ARORA J, SAMTANI R, et al. Folic acid, dietary habits, and homocysteine levels in relation to neural tube defects: A case-control study in North India [J]. Birth Defects Res, 2018, 110: 1148-1152.

[22] GUPTA R, KUMARI P, PANDEY S, et al. Homocysteine and vitamin B12: Other causes of neural tube defects in Eastern Uttar Pradesh and Western Bihar population [J]. Neurol India, 2018, 66: 1016-1019.

[23] GODBOLE K, GAYATHRI P, GHULE S, et al. Maternal one-carbon metabolism, MTHFR and TCN2 genotypes and neural tube defects in India [J]. Birth Defects Res A Clin Mol Teratol, 2011, 91: 848-856.

[24] TANG KF, LI YL, WANG HY. Quantitative assessment of maternal biomarkers related to one-carbon metabolism and neural tube defects [J]. Sci Rep, 2015, 5: 8510.

[25] AYDIN H, ARISOY R, KARAMAN A, et al. Evaluation of maternal serum folate, vitamin B_{12}, and homocysteine levels andfactor V Leiden, factor II g. 20210G＞A, and MTHFR variations in prenatallydiagnosed neural tube defects [J]. Turk J Med Sci, 2016, 46: 489-494.

[26] YILDIZ SH, OZDEMIR ERDOGAN M, SOLAK M, et al. Lack of association between the methylenetetrahydropholate reductase gene A1298C polymorphism and neural tube defects in a Turkish study group [J]. Genet Mol Res, 2016, 15.

[27] SHAW GM, FINNELL RH, BLOM HJ, et al. Choline and risk of neural tube defects in a folate-fortified population [J]. Epidemiology, 2009, 20: 714-719.

[28] ZHANG Q, BAI B, MEI X, et al. Elevated H3K79 homocysteinylation causes abnormal gene expression during neural development and subsequent neural tube defects [J]. Nat Commun, 2018, 9: 3436.

[29] KOBUS K, NAZARI EM, MULLER YM. Effects of folic acid and homocysteine on spinal cord morphology of the chicken embryo [J]. Histochem Cell Biol, 2009, 132: 525-532.

［30］ROSENQUIST TH，BENNETT GD，BRAUER PR，et al. Microarray analysis of homo-cysteine-responsive genes in cardiac neural crest cells in vitro ［J］. Dev Dyn，2007，236：1044-1054.

［31］GREENE ND，DUNLEVY LE，COPP AJ. Homocysteine is embryotoxic but does not cause neural tube defects in mouse embryos ［J］. Anat Embryol（Berl），2003，206：185-191.

［32］BENNETT GD，VANWAES J，MOSER K，et al. Failure of homocysteine to induce neural tube defects in a mouse model ［J］. Birth Defects Res B Dev Reprod Toxicol，2006，77：89-94.

［33］MACFARLANE AJ，LIU X，PERRY CA，et al. Cytoplasmic serine hydroxymethyltrans-ferase regulates the metabolic partitioning of methylenetetrahydrofolate but is not essential in mice ［J］. J Biol Chem，2008，283：25846-25853.

［34］LEBLANC DP，BEHAN NA，O'BRIEN JM，et al. Folate deficiency increases chromo-somal damage and mutations in hematopoietic cells in the transgenic MutaMouse model ［J］. Environ Mol Mutagen，2018，59：366-374.

［35］ZHANG R，WU K，ZHAN C，et al. Folic Acid Supplementation Reduces the Mutagenicity and Genotoxicity Caused by Benzo（a）pyrene ［J］. J Nutr Sci Vitaminol（Tokyo），2016，62：26-31.

［36］WITOLA WH，EL BISSATI K，PESSI G，et al. Disruption of the Plasmodium falciparum PfPMT gene results in a complete loss of phosphatidylcholine biosynthesis via the serine-de-carboxylase-phosphoethanolamine-methyltransferase pathway and severe growth and survival defects ［J］. J Biol Chem，2008，283：27636-27643.

第六章

叶酸缺乏与其他相关出生缺陷的发病机制

出生缺陷是一个全球性的问题，约占所有出生胎儿的6%，每年消耗的医疗费用是最多的，且也是婴儿出生后1年内死亡的首要原因。全世界每年至少有300 000名5岁以下的儿童死于严重的出生缺陷。因此，出生缺陷是我们对社会年轻成员进行医疗保健，以及进行规范化培训时必须关注和重视的一个问题。

叶酸是一种水溶性B族维生素，人体不能合成，需从食物中摄取。其衍生物包括5-甲基四氢叶酸、四氢叶酸、10-甲酰四氢叶酸和5,10-亚甲基四氢叶酸等主要形式，叶酸在体内主要以四氢叶酸的形式直接参与一碳单位的循环代谢和DNA合成，间接参与DNA甲基化过程（详见第2章）。基于此，摄入足量叶酸对维持DNA正常甲基化和核苷酸合成，以及DNA修复是至关重要的。长时间叶酸缺乏可引起血液系统疾病、心血管疾病、出生缺陷疾病、各系统肿瘤疾病。叶酸是胚胎正常发育过程中需要的一种重要营养素。研究显示，在围妊娠期服用叶酸补充剂对胚胎早期发育具有重要的保护作用，可以显著减少颅脑、神经管和心脏解剖结构发育的畸形。这三大解剖结构是由一系列多功能细胞发育演变而成的，其均源自神经上皮背部中部的神经嵴，因为神经嵴细胞生长、分化和迁移的过程中需要大量的叶酸，所以任何原因限制了叶酸向胚胎组织供给，均可导致严重的胚胎结构畸形，甚至是吸收胎。

本章中，我们将着重介绍叶酸在细胞间的转运过程，以及其对除神经管缺陷之外的其他出生缺陷相关疾病的发病机制，尤其是其在先天性心脏病及唇腭裂的发病过程中的发病机制。

第一节　叶酸缺乏与先天性心脏病的发病机制

先天性心脏病（congenital cardiovascular disease，CHD）是胚胎及胎儿时期心脏及其血管发育异常或在胚胎早期停止发育所致的出生缺陷疾病，可单独发生，也可作为多个系统复杂畸形的一部分，临床表现多样、复杂，治疗困难，预后不良。新生儿CHD的发病率为6‰～8‰，且大约1/3患病婴儿在出生后1个月内死亡，是我国排名第一的出生缺陷，是导致婴幼儿死亡和残疾的重要原因，严重影响了我国的人口素质，给社会和家庭带来了沉重的打击和经济负担。此外，有些出生时未确诊的CHD轻微畸形患儿可能会在成年时发病或者终生不发病，如果加上这一部分，那么新生儿中CHD的发病率会达到5‰，CHD在流产或死胎的胎儿中发生率更高。目前，CHD的诊断主要通过影像检测确诊，根据血流动力学结合病理生理改变，先天性心脏病可分为发绀型或者非发绀型，也可根据有无分流分为三类：无分流类（如肺动脉狭窄、主动脉缩窄）、左至右分流类（如房间隔缺损、室间隔缺损、动脉导管未闭）和右至左分流类（如法洛四联症、大血管错位）。既往研究证实，CHD是由遗传因素和环境因素相互作用而引起的多基因异常的疾病，其中遗传因素是主要因素。染色体异常、基因突变、先天性畸形综合征作为遗传因素都是CHD的主要病因。因此，叶酸代谢特别是一碳单位的代谢在CHD的发生发展中占据着不可或缺的位置。

心脏发育是胚胎发育中一个极其复杂的事件，它涉及不同时间、不同空间若干基因的先后表达，以及这些基因间复杂而精确的相互作用，其中任何一个基因质的异常表达都可能会影响心脏发育，导致CHD的发生。研究发现叶酸营养水平欠佳的个体，其患心血管特别是先天性心脏病的风险会增加，心血管细胞和组织与体内的其他细胞和组织一样，都需要叶酸来维持一碳代谢。其转硫基和依赖甜菜碱的再甲基通路并不常见也并活跃，主要通过甲硫氨酸循环中维生素B_{12}依赖的再甲基化发挥着更重要的作用。

叶酸低代谢与CHD密切相关，一项给予叶酸膳食干预的前瞻性研究发现补充叶酸可以明显降低先天性心脏病的发生，匈牙利随机试验结果分析表明，提供多种维生素膳食后，CHD的发生率明显降低。目前，已有多个机制涉及高同型半胱氨酸（Hcy）引起血管内皮功能障碍，主要包括氧化应激、一氧化二氮（N_2O）的生成抑制，内质网应激和细胞凋亡。研究证实高同型半胱氨酸血症是心血管疾病一个独立的危险因子，增加了先天性心脏病的发生率。基于此，低叶酸营养状况可导致先天性心脏病的重要代谢通路包括高同型半胱氨酸血症、低甲基化，以及DNA合成和修复过程受损。

一、高同型半胱氨酸血症

同型半胱氨酸（Hcy）是一种甲硫氨酸循环中由S-腺苷水解产生的含硫氨基酸，也是一种不用于蛋白质合成的氨基酸。Hcy具有三个作用：①将甲硫氨酸转化为S-腺苷甲硫氨酸（SAM），其为100多种甲基转移酶的甲基供体；②Hcy通过维生素B_{12}依赖甲硫氨酸合酶再甲基化为甲硫氨酸，在这个过程中转变为细胞中叶酸的活化形式四氢叶酸；③心血管细胞和组织无法将Hcy转变为半胱氨酸，因此在蛋白质降解中产生的半胱氨酸不足，心血管细胞和组织将从血循环中捕获半胱氨酸来补充。

高同型半胱氨酸血症（总同型半胱氨酸＞50μmol/L）或者同型胱氨酸尿症是由重新甲基化缺陷引起的。再甲基化的紊乱可能是由*MTHFR*和*MTR*基因突变引起，如*MTR*也可能由于氰钴胺素代谢功能失调引起MTR功能受损。*MTR*发生功能障碍时，5-甲基四氢叶酸不能通过MTR循环，导致5-甲基四氢叶酸累积并以叶酸的其他形式表达，阻碍嘌呤和胸腺嘧啶的合成。特别是在一些快速分裂细胞中，这种现象更明显，如在叶酸缺乏的状态下，会导致骨髓巨幼红细胞性贫血和全血细胞减少。此外，再甲基化缺陷可导致同型半胱氨酸和甲硫氨酸水平下降，在转硫通路中，胱硫醚β合酶（CβS）缺乏也会引起同型半胱氨酸积累，进一步导致甲硫氨酸水平升高。2010年，Yap等发现无论是否存在再甲基化缺陷，高同型半胱氨酸血症患者都会出现动静脉闭塞性疾病。早前的研究也发现血浆总同型半胱氨酸（tHcy）升高与临床上患心血管疾病（cardiovascular disease，CVD）风险具有很强的关联性。

1969年，McCully课题组在2例存在严重高同型半胱氨酸血症患者中发现了类似的血管病变，研究发现血浆同型半胱氨酸浓度严重升高会出现代谢异常，他推测该现象为"同型半胱氨酸理论"，认为同型半胱氨酸是一种衍生物，对血管壁是有毒性作用的。2000年，Ueland进行一项回顾性和前瞻性研究，发现CHD患者总同型半胱氨酸水平轻度升高，与心血管疾病相关。随后，2009年，Cochrane分析8个随机对照试验，证实同型半胱氨酸治疗并不能降低非致命或致命的心肌梗死、脑卒中或任何原因死亡，但发现CHD存在同型半胱氨酸代谢紊乱，其水平下降可以降低心血管疾病的风险。此外，还有一些观察性研究表明同型半胱氨酸升高与心血管疾病风险增加有关，但是降低同型半胱氨酸并未明显降低CHD的发生率。叶酸的主要功能之一是为人体提供一碳单位，参与嘌呤和嘧啶的合成，特别是在快速的细胞生长下，是DNA和RNA合成所需的营养物质。因此，给予补充叶酸可促进细胞增殖和炎症反应的发生，这两者在动脉粥样硬化斑块发生的过程中都是至关重要的。因此，大量的叶酸补充治疗在降低同型半胱氨酸水平是有益的，但也可能使其代谢物紊乱进而增加动脉粥样硬化斑块的形成。其具体的机制仍需进一步的实验研究。

综上所述，高同型半胱氨酸血症与心血管疾病风险具有相关性，叶酸为人体提供一碳单位，参与DNA和RNA的合成，促进动脉粥样硬化斑块的形成，大量补充叶酸，会降低CHD的发生率。

二、表观遗传修饰参与先天性心脏病的发生发展

表观遗传修饰（epigenetic modification），是指对结构的修饰，并不涉及一级结构的改变。并且这种修饰所造成功能的改变，是可逆的，可遗传的，表观遗传修饰主要有DNA修饰，组蛋白修饰，RNA修饰等。表观遗传修饰学说补充了许多经典遗传规律（孟德尔遗传规律）所不能解释的问题。下面将从三个方面详细介绍。

（一）DNA低甲基化

DNA甲基化是最具特征的表观遗传修饰之一，是在DNA甲基转移酶的作用下使一个甲基添加到胞嘧啶-磷酸-鸟嘌呤（CpG）二核苷酸中胞嘧啶的5位碳上，通过调节基因与蛋白，以及蛋白与蛋白之间的相互作用来调节基因表达，影响基因组活动，以及形成100多种甲基化合物，或是对某些蛋白质或核酸等进行化学修饰形成甲基化产物。在生物系统内，甲基化是经酶催化的，这种甲基化涉

及重金属修饰、基因表达的调控、蛋白质功能的调节及核糖核酸（RNA）加工。DNA甲基化调节胚胎发育过程中基因表达和细胞分裂，人类的大部分疾病或因DNA甲基化异常引起，DNA甲基化缺失往往使基因表达活化。研究报道，胚胎早期形成过程中，若是未能建立正确的DNA甲基化模式，可导致细胞凋亡、胚胎致死、吸收胎及胚胎不同程度的畸形，同样会导致CHD的发生。S-腺苷同型半胱氨酸水平过高也会引起DNA低甲基化，DNA甲基化调节与心脏发育相关的重要基因表达，异常DNA甲基化可导致CHDs，特别是某些基因的过甲基化或低甲基化也会导致先天性心脏病的发生发展，如*NOX5*、*Has2*、*BRG1*等。

（二）基因组印记调控先天性心脏病的发病过程

印记基因在环境与基因的交互作用中起重要的作用。印记基因是指源自某一亲本的等位基因或它所在染色体发生了表观遗传修饰，导致不同亲本来源的两个等位基因在子代细胞中表达不同。基因组中有些只有父源的基因有转录活性，而母源的同一基因则始终处于沉默状态，另一些基因的情况则相反，这类现象就是基因组印记（genomic imprinting）。印记基因在发育过程中扮演着重要角色，很多印记基因对胚胎和胎儿出生后的生长发育有着重要调节作用，对行为和大脑的功能也有着重要影响。印记基因分为母系印记基因和父系印记基因，通常认为，在发育早期母系印记基因在胚胎和母体的营养传递相互作用方面更为重要，而父系印记基因则更多地在促进生长发育方面起作用。表观印记的反常可能在人体中导致复杂的疾病，印记丢失不仅影响胚胎发育并可诱发出生后的发育异常，导致癌症发生。目前已经发现包括糖尿病、癌症和神经障碍等许多疾病的发生与印记失调相关。

印记基因在染色体上大多成簇分布，每一簇印记基因通过顺式作用由同一个印记调控区（imprinting control region，ICR）进行印记调控，ICR是重要的印记调控元件，不仅调节附近印记基因的转录，还可以通过远程调控调节远端印记基因的表达。印记调控区内CpG位点的甲基化修饰的程度对印记基因的适量表达起重要的作用。几乎所有的ICR都包含有一段可长达数千碱基的甲基化差异区域（differentially methylated region，DMR），甲基化差异区域是基因印记的靶向位点，在基因印记建立中起重要作用。

现代研究证实在小鼠模型中*Grb10*是母代与子代营养交换的重要调节因子，

是母子两代之间在基因水平上进行遗传信息传递的重要的印记基因。同时也有研究表明*Grb10*的表达与造血干细胞自我更新和再生相关。目前，临床研究证实*PEG10*印记基因簇内相关的基因如*ABS4*在促进胚胎干细胞向血管细胞系的分化中有重要作用，*PEG10*在胚胎发育调控中发挥多种作用。研究发现在室间隔缺损心脏病患者中*PLAGL1*的编码蛋白表达发生改变，考虑是由*PLAGL1*通过甲基化修饰来调控CHDs发病机制相关的基因表达，从而影响心脏的正常发育。Henk实验室研究也发现同型半胱氨酸本身或其直接衍生物对心血管系统有一定的作用。

印记基因的修饰在细胞增殖和心脏发育过程中稳定遗传，并且修饰水平异常可以改变心脏发育的重要基因表达水平，进而导致CHDs的发生。研究表明，心脏发育是一系列基因、转录因子在时间与空间上高度协调配合而共同完成的，其发育过程中的某些关键基因启动子区域甲基化的异常改变，将会改变基因表达，进而影响心脏的发育，如DNA甲基化能够调控与心脏发育相关的T-box家族，进而影响心脏的发育。Chowdhury教授等证实产妇*LINE-1*甲基化与CHDs相关，*LINE-1*低甲基化水平也会增加法洛四联症发生风险。Blom教授等证明*MTHFR*作为一碳代谢重要的参与基因，其多态性与先天性动脉导管未闭、房间隔缺损的发生密切相关。王理等通过比较CHDs外周血样本和对照样本两组间印记基因*DMR*甲基化的水平，发现CHDs中*GRB10*、*INPP5F*、*PEG10*、*NAP1L5*、*PLAGL1*、*MEST*、*NESP*、*MEG3*的DMR甲基化水平与对照组相比有显著性差异，异常增高的GRB10 DMR甲基化和降低的*INPP5F*、*PEG10*、*PLAGL1*、*NESP*、*MEG3* DMR甲基化能显著提高发生CHD的危险。上述研究进一步提示在胎儿发育时期，印记基因的甲基化修饰紊乱可能导致相关调控基因的异常表达，影响心脏及血管的发育。

（三）泛素化与先天性心脏病

泛素化是组蛋白表观修饰的一种方式，近年来，蛋白泛素化修饰信号级链及生物学功能的揭示为深入认识蛋白翻译后的精细调控开辟崭新道路。类泛素蛋白修饰分子（small ubiquitin-like modifier，SUMO）是真核细胞生物体内进化上高度保守且结构类似于泛素的蛋白质家族，它能与含有特定赖氨酸残基的靶蛋白共价结合，可在泛素—蛋白酶体环节干预后者的降解过程，从而实现靶蛋白翻译后的稳定性调控。

胎盘血管健康是保证胎儿存活的关键发育过程，胎盘的血管健康同时影响母亲和胎儿的健康。泛素连接酶蛋白重复序列（ASB4）在胎盘发育早期高度表达，且可以促进胚胎干细胞向血管谱系分化，而DNA结合抑制剂2（ID2）在发育过程中负向调控血管分化，ASB4蛋白与ID2相互作用来调控胚胎细胞的分化进程。Townley-Tilso等研究了ASB4通过胎盘连接酶活性调节ID2过程，以及是否通过这种活动介导血管分化，发现在小鼠胎盘中，ASB4的表达被限制在表达干细胞和内皮标记物的细胞的一个子集内，缺少ASB4蛋白的胎盘表现出未成熟的血管内皮功能和胎盘祖标记物表达，同时发现ID2表达改变。另一研究表明，使用JAR胎盘细胞，我们确定ASB4泛素化并以蛋白酶体依赖性的方式抑制ID2表达，ASB4在JAR细胞和分离的原代滋养细胞干细胞促进分化标志物的表达。在功能性内皮细胞共培养中，体外表达ASB4的JAR细胞增加了内皮细胞的功能，加速了内膜的形成，这两种都是胎盘血管分化的特征。ID2的共转染ASB4细胞突变体既抑制分化又抑制功能反应。实验研究还发现小鼠ASB4基因敲除引起一些疾病的病理改变。同时临床观察发现缺少ASB4蛋白胚胎也会引起一些疾病的发生，这种现象主要出现在人类子痫前期，包括妊娠晚期女性的高血压和蛋白尿。结果表明，ASB4通过调节ID2介导胎盘的血管分化，进一步参与CHD的发生发展。

三、DNA合成与修复

叶酸在预防染色体断裂和DNA低甲基化、DNA复制和修复中起着关键作用。由于甲硫氨酸合成酶活性降低，导致SAM浓度降低，从而降低DNA甲基化，导致叶酸不能转化为dTMP。对低叶酸致染色体断裂作用最合理的解释是过量的尿嘧啶错配入DNA，这是一种诱变损伤，会在修复过程中导致DNA链断裂。在体外和体内对人体细胞的研究都表明，叶酸缺乏会导致染色体结构改变、染色体断裂、DNA中尿嘧啶过多、微核形成和DNA低甲基化。体内研究表明，维生素B_{12}缺乏和血浆同型半胱氨酸升高与微核形成增加显著相关。体外实验表明，在细胞培养基中叶酸浓度＞227nmol/L时，细胞的基因组不稳定性降至最低。人类的叶酸干预性研究也表明：①当红细胞叶酸浓度＜300nmol/L时，DNA低甲基化、染色体断裂、尿嘧啶错配和微核形成；②当血浆中维生素B_{12}浓度＞300pmol/L，血浆同型半胱氨酸浓度 < 7.5μmol/L 时，微核形成最小化。这些浓度在超过当前推荐日摄入量（reference daily intake，RDI）时是可以达到的，即每天摄入超过叶酸 200～400μg 和维生素 B_{12} 为 2μg。一项有剂量反应的对照研究试验表明，根据淋巴细胞的微核指数，叶酸的 RDI 水平为每天 700μg，维生素 B_{12} 水平为每天 7μg，这对年轻人的基因组稳定性是最合适的。对于那些在这些维生素的吸收和代谢方面存在严重缺陷的人来说，饮食摄入超过当前 RDI 水平可能更加有必要。此外，虽然成人心血管细胞和组织的有丝分裂指数低，但仍存在细胞尤其是血管内皮细胞的更迭，叶酸水平低可以抑制受到损伤细胞的血管内皮细胞的再生。

四、亚甲基四氢叶酸还原酶基因多态性与先天性心脏病的关系

（一）亚甲基四氢叶酸还原酶基因多态性的概述

目前，叶酸/同型半胱氨酸代谢通路的候选基因已被广泛识别，这可以在《京都基因与基因组百科全书》（KEGG）中找到。人类亚甲基四氢叶酸还原酶（methylenetetrahydrofolate reductase，MTHFR）基因定位于染色体 1p36.3，整个编码区长度为 1980bp，其 cDNA 序列长度为 2200bp。MTHFR 基因由 11 个外显子组成，长度为 102～432bp，编码 656 个氨基酸，编码的具有活性的蛋白分子量为 70 000Da。已发现人类 MTHFR 基因有 15 个等位基因的突变位点，部分较少见或为无意义突变，其中 677C/T 和 1298A/C 是最常见的 2 个单核苷酸多态性位点。

MTHFR 为亚甲基四氢叶酸还原酶，主要作用是在叶酸代谢通路中将 5,10-亚甲基四氢叶酸转化为具有生物学功能的 5-甲基四氢叶酸。5-甲基四氢叶酸可以进一步进入甲基传递通路，通过同型半胱氨酸的重新甲基化过程间接为 DNA 甲基化和蛋白质甲基化提供甲基并且使血液中的同型半胱氨酸水平保持在一个较低的水平。此外叶酸的中间代谢产物在核苷酸合成过程中也有重要的作用，通过一碳单位代谢为嘌呤环的形成提供碳原子。MTHFR 基因的缺陷将导致机体多个基础生化过程的紊乱，包括细胞周期调控、DNA 复制、DNA 以及蛋白质甲基化修饰等，并进而引发神经管缺陷、癌症、心脑血管疾病等多种病症。MTHFR 基因的缺陷对孕妇人群会引起神经管缺陷、先天性心脏病、唇腭裂、妊娠期高血压疾病，自发性流产。对 MTHFR 基因中的 15 个突变部位研究发现，其中只有 1 个突变部位导

致MTHFR酶轻度缺陷,其余的突变部位均导致酶严重缺陷。

　　*MTHFR*基因有多种突变形式,最常见的突变类型是单核苷酸多态性(single nucleotide polymorphisms,SNPs)。*MTHFR*基因突变可导致叶酸代谢及DNA甲基化异常(如启动子的超甲基化),Oyama等用荧光实时甲基化特异聚合酶链反应(polymerase chain reaction,PCR)发现,*MTHFR*单倍体突变可导致酶活性降低和基因启动子超甲基化。*MTHFR*基因C677T是常染色体隐性遗传性突变。1995年,Frosst等研究了冠心病患者*MTHFR*基因的多态性,发现冠心病患者也存在*MTHFR*基因C677T位点突变,位于*MTHFR*基因第4外显子的叶酸结合部位,发生了错义突变,即胸腺嘧啶(T)置换了胞嘧啶(C),使得编码的缬氨酸替代了丙氨酸,此位点可用PCR检测并被*HinF* I 限制酶特异性地识别,*MTHFR*基因多态性(C677T,A225V)使该酶的热稳定性下降,活性降低。正常个体淋巴细胞裂解物MTHFR的热稳定性为30%～50%,热敏感型个体的MTHFR残余酶活性低于灭活前的20%,677C→T突变可使MTHFR活性下降,并产生不耐热性。*MTHFR*基因突变可以使血浆同型半胱氨酸水平升高,Weisberg发现*MTHFRT/T*基因型个体在叶酸水平降低时可以诱发轻度高同型半胱氨酸血症,与同型半胱氨酸的甲基化缺陷有关。Moriyama等发现,*MTHFR* C677T可通过同型半胱氨酸代谢的甲基化或转硫作用的异常而引起高同型半胱氨酸血症,这可能是由于低活性的T等位基因使甲基的利用受限,影响了DNA以及同型半胱氨酸代谢的甲基化,使得血浆同型半胱氨酸水平升高。C677T基因突变和DNA的甲基化程度存在密切联系,T/T基因型个体的DNA对甲基的接受能力显著高于野生型杂合子个体,提示纯合子(T/T基因型)的DNA甲基化水平比野生型高。同时DNA甲基化状态受*MTHFR* C677T基因多态性影响,也和叶酸状态有关。但基因的多态性和低水平叶酸与高同型半胱氨酸血症及DNA低甲基化的之间的关系尚有待深入研究。*MTHFR*的另一个常见突变位点是A1298C,位于*MTHFR*基因调节区域外显子7位点上。其编码的谷氨酸被丙氨酸取代,该位点可被Mbo II限制性酶识别,但在体内A1298C等位基因的功能尚不清楚,与C677T突变相比,A1298C在体内影响酶的功能处于相对次要的地位,纯合突变使酶的活性降低30%～40%,不会产生酶的热不稳定性及高同型半胱氨酸血症。Rudd等研究发现,A1298C突变纯合子编码的酶活性只有野生型活性的60%,A1298C与人体对某些药物代谢的敏感性有关。值得注意的是,Storti等在意大利CHD患者及其母亲的病例对照研究显示,

MTHFR C677T 频率高于其他欧洲国家，但是未发现与 *MTHFR* 677TT 与 CHD 相关，这可能是地域性差别导致的不同研究结果。

（二）亚甲基四氢叶酸还原酶基因多态性与 CHD 的关系

研究报道 *MTHFR* 基因多态性与 CHD 的发生密切相关，基因型 CC、CT、TT，是 *MTHFR* 677T 位点的突变基因型，*MTHFR* C677T 是 CHD 发生的一个危险因素，而 *MTHFR* A1298C 对 CHD 有保护作用。母体 *MTHFR* C677T 基因型是 CHD 尤其是先天性圆锥干缺损型心脏病的一个危险因素，Hobbs 通过研究 CHD 和遗传易感性之间的关系发现，*MTHFR* C677T 可能增加子代发生 CHD 的可能。Van Beynum 研究 *MTHFR* 677 C/T 和 T/T 基因型且伴有叶酸缺乏的母体，其子代发生圆锥动脉干缺损型心脏病的危险较正常母体的子代分别提高 3 倍和 6 倍。CHD 患者 *MTHFR* C677T 的发生率也同样增加，Junker 和 Liu 研究发现，在肺动脉狭窄、左心发育不全综合征、主动脉缩窄和主动脉瓣狭窄患者中，*MTHFR* T/T 基因型发生率显著增高，可达 38% ~ 67%。CHD 患者的胎儿羊水细胞中 *MTHFR* C677T 突变率为 35%，而健康孕妇羊水中仅为 13%，两者之间有显著性差异（$P < 0.01$）。研究发现在 CHD 患儿中，等位基因 T 的基因型频率及基因频率较高，相关性分析示，突变等位基因 T 可能增加患 CHD 的风险，而突变纯合子 TT 基因型罹患 CHD 的危险显著增加。基于此研究，母体以及胚胎 *MTHFR* 677T/T 基因型与 CHD 相关。Friso 认为 *MTHFR* C677T 基因多态性导致 CHD 的可能机制，因为神经管和早期胚胎心脏都来自神经嵴细胞，由于母体 MTHFR 活性降低，使由叶酸转化的四氢叶酸减少，而后者正是同型半胱氨酸—甲硫氨酸反应的主要甲基供体，叶酸转化为四氢叶酸减少，将会导致同型半胱氨酸的再甲基化过程发生障碍，使同型半胱氨酸水平升高，形成宫内高危环境，使胚胎神经嵴发育异常形成 CHD。所以叶酸缺乏导致神经嵴发育异常可能是 CHD 发生的原因之一。动物实验也证实，高同型半胱氨酸是损害心血管发育的危险因素之一。

另有研究报道，*MTRR* 基因多态性与 CHD 相关，*MTRR* 66 位点 AG 突变降低 CHD 的发病风险，母亲的 AG 突变可能使其子代发生的 CHD 危险性降低。同样地，*MTHFR* A1298C 突变也对子代发生 CHD 具有保护作用。母体 *MTHFR* A1298C 基因传递给下一代的概率很小，子代拥有 1 个或 1 对 A1298C 携带者时，其 CHD 频率要比野生型者低。研究推测 *MTHFR* A1298C 可能对先天性心脏畸形的发生有保护作用，具体的可能机制是A1298C和C677T可以产生基因突变位点不平衡，A1298C通常与C677T发生交换，误将*MTHFR* C677T的作用作为A1298C基因的作用。*MTHFR* A1298C会使胎儿MTHFR酶活性降低，使嘌呤和嘧啶的合成受到抑制，减少了错误自由碱基的合成，在心脏的发育过程中起保护性作用。此外，*MTHFR* A1298C的保护性机制还可能与其在胎儿期的选择性残留有关。

综上所述，*MTHFR*基因多态性与CHD的发生密切相关。不同*MTHFR*基因突变对CHD的发生有不同的影响，*MTRR66*、*MTHFR* A1298C对其有保护作用，而*MTHFR* C677T是CHD发生的一个危险因素，其详尽机制尚有待进一步研究。

五、叶酸改善CHD的血管内皮功能

血管内皮功能障碍被认为是动脉粥样硬化的一个启动因子，无论在体内还是体外，甲硫氨酸合酶都会在活性氧（ROS）和活性氮（RNS）中作用下灭活，氧化应激的病理生理环境会导致甲硫氨酸合酶部分或者全部功能失活进而导致代谢产物Hcy堆积，高半胱氨酸血症会增加心血管疾病的风险。叶酸的生物利用，主要是通过5-甲基叶酸（5-MTHF）代谢物来作用，其通过增加血管内皮内的生物利用度有助于增强内皮细胞功能。心血管疾病患者中，内皮细胞功能受损，给予补充5mg/d的叶酸，可有效恢复内皮依赖性，增加血管舒张，通过叶酸代谢恢复NO的生物利用度主要包括两个机制：①通过与重要的NOS辅因子四氢生物蝶呤（tetrahydrobiopterin，BH_4）的直接相互作用来增加NO的生物利用度。BH_4是NO生物合成必需的辅助因子，对预防血管内皮功能障碍及相关疾病尤为重要。②直接清除有害活性氧物质，保留NO的生物有效利用度。给予补偿5mg/d的叶酸，可以降低血浆同型半胱氨酸对血管血管内皮功能有益。

（一）叶酸与一氧化氮合酶及四氢生物蝶呤的交互作用

BH_4是一种重要的辅因子，在NOS和NO合成中起着至关重要的作用。BH_4的生物利用度降低可导致许多心血管疾病相关的内皮功能障碍，在内皮功能减弱的人群中，研究发现外源性BH_4可以改善内皮血管功能，也可以通过直接氧化的BH_4到BH_2和/或通过减少新生BH_4提高氧化应激。足够的叶酸生物利用度有助于BH_4的生物有效性。5-MTHF能增加BH_4在单加氧酶内皮一氧化氮合酶（endothelial nitric oxide synthase，eNOS）偶联中的有效性，以及由于氧化还原状态的改善和/或增强BH_4与eNOS的结合亲和力。5-MTHF也能通过上调DHFR在生物蝶呤循环通路中的活性增加体内BH_4的生成，且从其非活性形式BH_2中分离出来。这种循环通路既能提高BH_4的生物利用度，又能减少BH_2的存在，因此BH_2可以作为BH_4结合NOS的竞争性抑制剂。BH_4的化学结构与5-MTHF的类似。Hyndman教授用计算机模型系统证明了5-MTHF能够直接与NO结合，并且促进NO的生成。

在正常内皮细胞中，NO是由eNOS合成。一氧化氮是一种有效的血管舒张剂，通过其抗血栓、抗血管生成和抗炎特性改善血管功能。NOS需要足够的L-精氨酸和辅助因子BH_4来保持其偶联构象。在其底物或辅助因子生物有效性和/或高氧化应激有限的条件下，NOS解离并产生超氧化物（O_2^-）。除此之外，L-精氨酸在NO和L-瓜氨酸作用下，最终引起血管舒张（图6-1）。

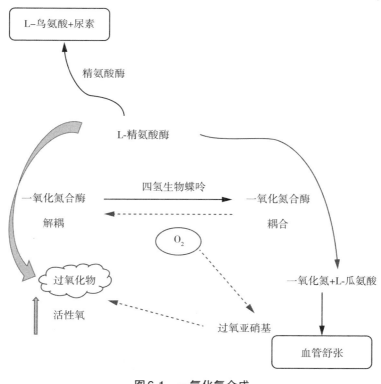

图6-1 一氧化氮合成

此外，也有研究显示补充高剂量的叶酸可以改善内皮功能障碍，如血流介导的扩张和内皮依赖性刺激。同样，补充高剂量的叶酸可以预防硝酸甘油和硝酸盐耐受性引起的NOS功能障碍。推测可能是叶酸的补充可以减轻由5-MTHF介导的血管内皮损伤及功能障碍，进而促进NO合成。主要是通过稳定BH_4和/或从双氢生物蝶呤来增加必需NOS辅因子生物利用度，然后直接与NOS相互作用，最后直接清除ROS，特别是超氧化物分子。最终引起解偶联的NOS在BH_4辅因子作用下生成耦合的NOS（图6-2）。

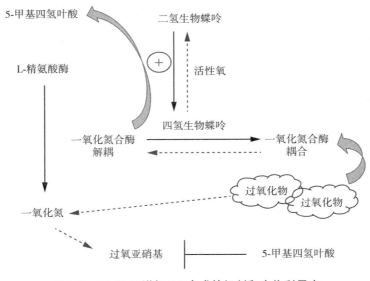

图6-2　5-MTHF增加NO合成的机制和生物利用度

临床研究证实直接给予5-MTHF和高剂量的叶酸补充可以增加BH_4生物利用度，改善NO依赖的血管舒张。给予患者静脉输注冠状动脉旁路移植术术前预先采集的5-MTHF后，发现有明显改善NO依赖性血管舒张的作用，这种作用是通过增加血管BH_4水平以及其占总BH_4的比例来实现的。同样地，直接使用5-MTHF可以改善正常老年人的微血管系统的NO依赖性血管舒张。在冠状动脉疾病患者叶酸补充研究中，口服叶酸7周可以通过增加BH_4水平，进而增加NO依赖性血管的血管超氧化物，改善eNOS偶联。总而言之，叶酸可以通过其代谢物5-MTHF增加BH_4水平，增加NO的生物利用度，进而改善心血管疾病的血管内皮功能。

（二）叶酸的抗氧化作用

需氧细胞在代谢过程中产生一系列ROS。氧化应激过程中会产生大量的活性氧（ROS），ROS的过度生成会导致氧化应激升高，导致NOS解耦联，减少NO的生物有效性，耗尽底物和辅助因子的生物利用度，这些都与CVD内皮功能障碍的发病机制有关。一些抗氧化剂如维生素C可以明显改善心血管疾病患者的内皮功能障碍。有证据表明叶酸具有直接和间接的抗氧化作用，如自由基清除、抗人低密度脂蛋白氧化修饰的作用和细胞抗氧化防御的改善。5-MTHF通过体内重组eNOS和黄素氧化酶的生成降低超氧化物自由基的产生。

临床研究提示补充叶酸在维持或恢复内皮功能障碍中有作用。给予口服叶酸处理2周后，在正常人群，脂质过氧化的最终产物丙二醛的生成降低了；冠状动脉疾病患者的血管内皮功能得到改善。另外，通过增加BH$_4$的生物利用度，增加NOS偶联，从而减少非偶联二聚体产生的超氧化物。叶酸生物利用度的增加可能会减少其在NOS的氧化应激作用。

许多临床研究发现补充叶酸可以逆转心血管疾病患者的内皮功能障碍。最近，研究表明5-MTHF及其活性可以改善NO代谢物的清除，主要是通过增加内皮NOS偶联和生物利用度以及直接清除超氧自由基，进而改善血管内皮功能，防治心血管疾病的发生。通过提高叶酸的生物利用度，叶酸可保护或改善内皮功能，从而预防或逆转心血管疾病。

先天性心脏病是一种危害新生儿健康的疾病，给社会带来了巨大的经济压力，膳食中充足的叶酸可降低先天性心脏病的发生。叶酸低代谢特别是一碳单位的代谢异常与先天性心脏病的发生密切相关。因为叶酸参与嘌呤的从头合成、胸苷酸合成，同型半胱氨酸再甲基化以及SAM生成以及其他表观遗传调控，叶酸缺乏也可通过多种方式影响心血管疾病，特别是先天性心脏病的发生，此外，DNA的复制受损可能阻止修复受损的内皮细胞所需要的血管内皮干细胞再生。当SAM生成不足，导致基因启动子CpG岛低甲基化，诱发印记基因调控表达失调，致高半胱氨酸血症，其是心血管疾病的危险因素。此外，Hcy浓度升高限制了NO的生物利用度，也可以通过增加BH$_4$的生物利用度，增加NOS偶联，从而减少超氧化物的生成，进而改善NO依赖性血管内皮细胞功能。叶酸、5-MTHF以及BH$_4$的合成可以改善血管内皮细胞功能，以及调控亚甲基四氢叶酸还原酶基因多态性，特别是677 T位点突变，可以降低先天性心脏病的发生。

第二节　叶酸缺乏与唇腭裂的发病机制

非综合征性唇腭裂（Nonsyndromic cleft of lip with or without palate，NSCL/P）是新生儿颌面部最常见的先天性出生缺陷之一。NSCL/P是指不包括综合征性唇腭裂及合并其他系统器官畸形的唇裂、唇腭裂或单纯腭裂的总称，主要表现为颌面部畸形、饮食及言语异常。NSCL/P不仅严重影响患儿的身心健康，也给家庭及社会带来沉重负担。NSCL/P的全球活产婴儿发病率为1/1000～1/700，我国是唇腭裂的高发地区，活产新生儿的患病率高达1.4‰。在胚胎的早期发育中，颌面部的细胞来源于神经嵴，该疾病与遗传和多种环境因素有关。

NSCL/P的发病机制可能与叶酸代谢异常及介导其代谢的关键酶活性改变有关。叶酸缺乏、介导其代谢的关键酶基因的多态性等可引起体内叶酸代谢紊乱，进而导致DNA的合成与甲基化异常、甲硫氨酸缺乏和同型半胱氨酸的累积（图6-3）；高同型半胱氨酸血症可能直接或间接破坏唇和腭生长发育过程中细胞的增殖和分化，并最终导致新生儿唇部及腭部畸形的发生。

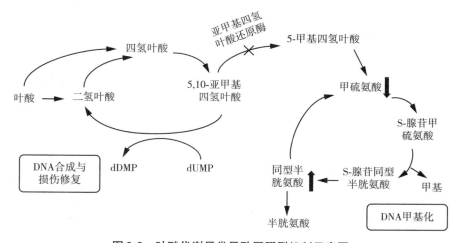

图6-3　叶酸代谢异常导致唇腭裂机制示意图

动物学实验为叶酸与人类出生缺陷降低之间的关系提供了生物学诠释。研究报道在摄取缺乏叶酸膳食的小鼠中观察到唇腭裂和心脏缺损。在体外研究中，研究发现补充叶酸可明显促进唇腭裂的融合。2017年，Millacura教授报道在妊娠期间，给予孕妇补充叶酸会降低非综合征性唇裂的风险。除此之外，Packer等研究发现胎儿DNA甲基化水平和血浆中同型半胱氨酸浓度可能影响颅面组织的发育。2016年，Velazquez-Aragon教授同样发现IRF6（interferon regulatory transcription factor 6）在NSCL/P的病因学中发挥了关键作用。Finnell实验室和其他研究小组报道，当缺乏叶酸转运和代谢相关的重要基因（*Folr1*、*Folr2*、*Rfc1*以及*Mthfr*）时，小鼠胚胎会发生神经管缺陷、唇腭裂、无眼畸形和小眼畸形等。2015年，Li等研究人员建立了多重统计模型，发现在亚洲人群NSCL/P患儿中，*WNT5A*、*IRF6*、*C1orf107*之间的相互作用和欧洲人群中的*WNT5B*基因8q24位点相一致，进一步阐明了叶酸以及同型半胱氨酸代谢通路中基因多态性参与了NSCL/P的发生发展。

一、叶酸与唇腭裂的发生发展

（一）介导叶酸代谢关键酶基因多态性与非综合征性唇腭裂

介导叶酸代谢途径主要涉及MTHFR、MTR、MTRR等酶，这些酶相关编码基因的多态性可能导致酶的活性改变，引起叶酸及同型半胱氨酸代谢紊乱，诱导DNA损伤，进而导致DNA的合成与甲基化异常、甲硫氨酸缺乏和同型半胱氨酸累积，高同型半胱氨酸血症可能直接或间接破坏唇和腭生长发育过程中相关细胞的增殖和分化，且高同型半胱氨酸血症本身具有胚胎毒性，可延缓或阻止神经肌肉的生长发育，并最终导致新生儿唇部及腭部畸形。因此，叶酸代谢相关基因多态性在NSCL/P的发生发展中占据着非常重要的作用。

（二）叶酸载体1（RFC1）基因多态性与非综合征性唇腭裂

叶酸载体1（reduced folate carrier 1，RFC1）也称SLC19A1，是在细胞内，叶酸代谢过程中5-甲基四氢叶酸转运形成的一种环状二核苷酸类分子的转运体。RFC1在人体内无处不在，是一个可通过外排有机物磷酸来帮助细胞摄入叶酸的转运体。它主要参与肠道、近端肾小管、胎盘和血脑屏障中叶酸的特异性转运。*RFC1*（*SLC19A1*）基因位于21号染色体上，*SLC19A1*多态性包括核苷酸位点80（A80G）外显子中腺嘌呤与鸟嘌呤的取代，改变第27个氨基酸，从组氨酸（CAC）到精氨酸（CGC）的蛋白质修饰，研究已经证实RFC1基因多态性与NSCL/P、先天性心脏病、唐氏综合征、脊柱裂、神经管缺损、淋巴母细胞性白血病之间具有相关性。2015年，Letra等研究发现基因-基因（G×G）交互和基因-环境（G×E）交互的病因在NSCL/P的病理生理中发挥重要作用。Wang等也表明RFC1基因突变增加了NSCL/P的发病，其他研究也发现RFC1基因A80G位点突变与NSCL/P具有相关性，且在唇腭裂患者中RFC1 G等位基因较对照组显著升高表明G等位基因是NSCL/P的一个危险因素。

（三）甲基四氢叶酸还原酶（MTHFR）基因多态性与非综合征性唇腭裂

介导叶酸代谢相关基因的表达与胎儿的生长发育相关，母体MTHFR基因的多态性是母体基因对胎儿颌面部影响的重要因素之一，MTHFR是DNA生物合成和DNA甲基化的起始过程中必不可少的酶。据报道，异常的DNA甲基化是引发先天性唇腭裂异常的发病机制之一，有许多已发表的病例对照研究评估了MTHFR C677T多态性与NSCL/P风险的相关性，一项综合分析结果提示MTHFR C677T多态性与NSCL/P有显著相关性。Semi-Jusufagi等在土耳其人群的研究中发现NSCL/P患者母亲较正常人群有较高频率的MTHFR基因677TT基因型，其后代患NSCL/P的风险较健康对照组增加了3～4倍。

也有研究证实妊娠母亲携带677TT基因型和677CT/1298AC杂合基因型，其后代患NSCL/P的风险会增加。2015年，dollahi-Fakhim研究了伊朗地区NSCL/P的患者及其父亲的基因型，研究发现与C677T突变相比，A1298C的多态性与NSCL/P具有更强的关联性。Zhu等通过一项Meta分析，结果表明MTHFR基因C677T多态性与中国北方人口NSCL/P的发病率增加具有显著的相关性，而T等位基因在中国北方分布频率更高，考虑这可能与南北方地区汉族人群人类起源不同和地域差异相关，与南方人群相比，北方人群暴露于异常叶酸代谢的概率更高。

此外，Pavlíková等研究发现MTHFR基因除常见的2个位点变异外，发现一种新的罕见MTHFR C1958T位点，研究还发现携带MTHFR C1958T位点的个体中血浆叶酸浓度较低，提示血浆叶酸水平不仅与MTHFR常见变异相关，也与C1958T位点相关。之后，2010年，Bufalino研究结果则表明在母体MTHFR rs2274976，MTHFD1 rs2236225和SLC19A1 rs1051266 3个位点的共同协同作用下后代NSCL/P

的发病风险将增加5.3倍，提示多基因位点间的协同作用与NSCL/P有关，更进一步说明 *MTHFR* 基因多态性参与了NSCL/P疾病的发生发展。

（四）*MTR* 及 *MTRR* 基因多态性与非综合征性唇腭裂

在NSCL/P患者的叶酸及同型半胱氨酸代谢过程中，不只有 *MTHFR* 基因发挥作用，*MTR* 及 *MTRR* 基因多态性也同样发挥着不可或缺的作用，当然，*MTR* 及 *MTRR* 基因多态性及位点发生突变，也可导致其酶活性的改变而使血浆同型半胱氨酸水平升高，进而导致NSCL/P的发生。2011年，Chorna实验室人员对乌克兰西部地区人群的研究结果显示，与 *MTR* 基因2765AA基因型人群相比，*MTR* 基因2756AG基因型人群发生NSCL/P的风险将增加1.5倍，研究还发现 *MTRR* 基因66G等位基因变异明显高于 *MTRR* 基因66A的基因变异，且患儿 *MTRR* 基因66AG基因型突变可使NSCL/P的出生风险增加5倍，如母亲携带66AG基因型，出生NSCL/P患儿的风险将增加2.6倍。Mostowska研究结果也证实 *MTR* 基因2756A→G突变可能会提高颜面部裂的风险。

综上所述，在NSCL/P患者的叶酸及同型半胱氨酸代谢通路中，*MTR* 基因2756AG位点以及 *MTRR* 基因66AG会增加NSCL/P患者的发生率。

（五）甜菜碱同型半胱氨酸甲基转移酶基因（*BHMT/BHMT2*）和二甲基甘氨酸脱氢酶基因（*DMGDH*）基因多态性与非综合征性唇腭裂

研究报道亚洲人群中，在甜菜碱-同型半胱氨酸甲基转移酶基因全基因组中，发现 *BHMT* rs3733890与 *BHMT2* rs626105，以及 *BHMT* rs3733890与 *BHMT2* rs670220中的SNP-SNP具有相互作用。在欧洲人群中，仅显示 *BHMT/BHMT2* 与 *DMGDH*（具体为 *BHMT* rs13158309与 *DMGDH* rs9293761；*BHMT* rs567754与 *DMGDH* rs9293761）相对应，充分证明 *BHMT/BHMT2* 和 *DMGDH* 与NSCL/P密切相关，此发现有望寻找新的治疗靶点。Shaw等测定妊娠中期孕妇的相关代谢物胆碱和甜菜碱水平，在NSCL/P患者的母亲中发现明显的代谢物水平改变，观察到胆碱、维生素 B_6 和二甲基精氨酸的代谢水平发生改变，这表明其叶酸代谢失衡。此外，研究发现母体饮食中胆碱的摄入量增加可以降低NSCL/P发生的风险。Wang等研究还发现叶酸/同型半胱氨酸通路中的候选基因可能通过 *BHMT* 和相关的 *BHMT2* 和 *DMGDH* 基因来调控。2010年，Mostowska认为 *DMGDH* 基因多态性参与NSCL/

P的发生发展。2016年，Marini等在西班牙裔和非西班牙裔白人NSCL/P人群中，也发现了同样的结论。

（六）甲基四氢叶酸脱氢酶1（*MTHFD1*）基因多态性与非综合征性唇腭裂

研究发现*MTHFD1*等位基因43530和59019位点与NSCL/P具有显著的相关性。Mills等报道在非西班牙裔白人个体中发现罕见的R653Q突变位点与多重*MTHFD1*突变位点具有显著联系，值得大家注意的是，2013年，Christensen实验室发现尽管在小鼠胚胎中*MTHFD1*纯合缺失是可以致命的，但是杂合突变抑制嘌呤合成和增加胚胎发育缺陷（包括颅面部畸形）的发生率增加。因此，*MTHFD1*被认为是NSCL/P的候选风险基因。

（七）二氢叶酸还原酶（*DHFR*）基因多态性与非综合征性唇腭裂

Marini实验室研究发现*DHFR*基因存在*DHFR* 17874和*DHFR* 26717两个位点。在一项针对非西班牙裔白人人体研究发现*DHFR* 17874与NSCL/P之间具有显著相关性，*DHFR*位点发生突变，将会增加NSCL/P的发生。2014年，Martinelli等也观察到在意大利人群中，*DHFR*基因突变增加NSCL/P的发病风险，2015年，Wahl实验室从力学上角度，建立了非洲爪蟾模型，发现给予二氢叶酸还原酶抑制剂甲氨蝶呤可以明显增加颅面部畸形的发生。

二、甲硫氨酸循环相关酶与非综合征性唇腭裂

叶酸依赖性反应的一个亚群在合成S-腺苷甲硫氨酸中起关键作用，甲硫氨酸是DNA甲基化和蛋白质合成的甲基供体。同型半胱氨酸是甲硫氨酸的前体，在甲硫氨酸甲基循环转移后再生等一系列的反应被称为"甲硫氨酸循环"。目前甲硫氨酸循环过程中的基因/酶的改变已经引起了人们对唇腭裂风险的关注，Kumari等研究报道了NSCL/P患者的母亲血浆同型半胱氨酸水平明显升高。BHMT/BHMT2基因与NSCL/P具有相关性，研究发现BHMT/BHMT2反应将同型半胱氨酸转化为甲硫氨酸，从而影响甲硫氨酸循环。此外，Marini实验室在非西班牙裔白人人群中发现，甲硫氨酸循环中*ACHYL2* 165230是与NSCL/P风险具有最显著

相关性的基因。CβS的68bp位点插入突变是NSCL/P的一个重要的危险信号。

2005年，Rubini等报道，在134个意大利NSCL/P患者中发现转录受损和印记基因调控失调。多项研究报道CβS的其他等位基因与NSCL/P也具有相关性。此外，特别是在母体叶酸摄入量较低的情况下，*CβS* 9548，TCN2钴胺素（维生素B$_{12}$），转运体（*TCN2* 9397、*TCN2* 9450）等等位基因参与甲硫氨酸循环，以进一步参与NSCL/P的发生发展。因维生素B$_{12}$是甲硫氨酸的从头合成途径中甲硫氨酸合成酶（MTR）将同型半胱氨酸转化为甲硫氨酸过程中最重要的辅因子，TCN2的活性将会影响同型半胱氨酸水平。因此，同型半胱氨酸水平升高可能是DNA甲基化失衡的特异性标记物，也或者仅仅是叶酸代谢改变的一种指示性或者预示性标记物。2015年，Wahl等认为在非洲爪蟾模型中，叶酸的前体物质-核苷酸的合成以及细胞甲基化水平发生改变，这些缺陷会导致DNA损伤发生、基因组不稳定复制和修饰，最终引起细胞凋亡。

因此，甲硫氨酸循环通过CβS（CβS 9548），TCN2钴胺素（维生素B$_{12}$），转运体（*TCN2* 9397、*TCN2* 9450）等等位基因的改变，进一步参与NSCL/P的发生发展，进而与NSCL/P的病理生理过程具有密切的关系。

NSCL/P是新生儿颌面部最常见的先天性出生缺陷之一，与遗传和多种环境因素有关，在某些情况下，这些因素可能通过营养素-药物-遗传的交互作用对叶酸代谢产生影响。与其他心血管和神经组织一样，新生儿颌面部的发生发展也必须维持足够的叶酸供给以提供一碳单位支持DNA和甲硫氨酸的合成，其中，甲硫氨酸是SAM合成的必需氨基酸，后者是甲基依赖通路的关键。在胚胎发育过程中，叶酸代谢异常及介导其代谢的RFC1、DHFR、MTHFD1、MTR、MTRR、BHMT/BHMT2和DMGDH等关键酶活性改变以及基因多态性突变，会引起同型半胱氨酸水平升高，高同型半胱氨酸血症可能直接或间接破坏唇和腭生长发育过程中细胞的增殖和分化，且同型半胱氨酸本身可能具有胚胎毒性，可延缓或阻止神经肌肉组织的生长发育分化；另外，甲硫氨酸循环抑制，进而发生DNA甲基化异常，以及参与嘌呤、嘧啶合成的甲基供体减少，这些均会增加NSCL/P的发病率。

总之，已有研究发现叶酸减少可引发新生儿颌面部唇腭裂的发生，唇腭裂的病因与叶酸代谢异常及介导其代谢的关键酶活性改变有关，此外，叶酸缺乏、代谢紊乱及介导其代谢的关键酶基因的多态性也是导致NSCL/P的重要因素。

第三节　叶酸缺乏与唐氏综合征的发病机制

　　唐氏综合征（Down syndrome，DS）是最常见的导致人类智力发育迟缓的遗传性疾病，即21-三体综合征，又称先天愚型或Down综合征，其发生率与母亲妊娠年龄有相关，出生死亡率达到1/700，且60%患儿在妊娠早期即流产，仅有的存活者也有明显的智能发育迟缓、特殊面容、生长发育障碍和多发畸形。DS主要是因母体的配子在21号染色体错配分离，产生了一个21号三体合子。造成DS的原因还包括染色体重组和体细胞重组。James等首次报道叶酸缺乏会明显增加DS的发生，James实验室后续几篇文章也报道叶酸代谢途径相关基因多态性突变会增加DS的患病率。目前，DS的发病率高达1/1000～1/800，并会伴有终生性的器官残疾。DS主要是由于染色体不分离，大于500个基因在人类21号染色体高表达，导致患者发生认知障碍，心血管、造血和消化系统等许多系统异常。

　　叶酸代谢参与核苷酸合成和细胞甲基化水平，此外，叶酸代谢产物还提供胚胎发育过程中的甲基化反应的甲基来源，也是甲基化合物的主要来源，DNA（细胞因子-5）-甲基转移酶3B（DNA cytokine-5-methyltransferase 3B，DNMT 3B）提供SAM作为甲基供体和底物等这些反应所需要的化学物质。SAM主要来自同型半胱氨酸再甲基化过程中生成的甲硫氨酸，是转甲基、转硫和多胺合成的基础，异常的DNA甲基化可能通过5-甲基脱氨，增加胞嘧啶和胸腺嘧啶的突变率，进而引起DS的发生。Yen等研究表明，营养成分特别是叶酸代谢失衡可以调节哺乳动物细胞的表观遗传状态，进而引起DS。目前关于DS的发生发展，唯一可以确定的危险因素是高龄妊娠。与叶酸代谢相关的基因编码酶多态性通过改变母源叶酸代谢，进而引起继发的染色体着丝粒和低甲基化改变，这些都可作为DS的潜在危险因素。

一、DNA（细胞因子-5）-甲基转移酶3B与唐氏综合征

　　DNMT 3B是一种参与再甲基化过程的核蛋白，Gopala krishnan提出DNMT 3B可以与一种构成着丝粒蛋白（centromere protein c，CENP-C）相互作用，用于

调节染色体凝集和分离所必需的着丝粒和包着丝粒区域的组蛋白。Fonseca-Silva 研究表明 *DNMT 3B* 基因中有一些 SNPs 可能影响 DNMT3B 对 DNA 甲基化的活性，以及 *DNMT3B* rs2424913 多态性活性增加，进而导致疾病的发生。

Zhu 等研究发现 *DNMT3B* rs24224913 多态性突变会增加 DS 的患病风险。Coppede 实验室评估了 *DNMT 3B* 579 G/T 和 rs2424913 多态性在 DS 中的风险度，发现 579 GT 和 GT/TT 基因型对 DS 疾病具有保护作用，考虑这可能是因为 579 G/T 的多态性。基于以上，考虑 *DNMT 3B* 579 G 等位基因被认为是造成 DS 的母体危险因素。我们可以想象一个细胞活动磁场，由于其等位基因的突变，特别是其纯合子突变，抵消了细胞正常的 DNA 甲基化，使其 DNA 甲基化受损，低甲基化同样会减少 DS 的患病风险。这些研究表明 *DNMT 3B* rs2424913 多态性对 DS 具有保护作用。

二、5-甲基四氢叶酸–同型半胱氨酸甲基转移酶还原酶与唐氏综合征

研究报道 5-甲基四氢叶酸–同型半胱氨酸甲基转移酶还原酶（MTRR）基因突变会导致发育迟缓、脑萎缩、癫痫、低张力和痴呆。重要的是，所有这些异常均是 DS 患者的临床表现。人类 21 号染色体（Hsa21）与小鼠的 16 号染色体（Mmu16）是认知障碍的一个重要因素，因此建立小鼠 DS 模型来阐明其发病机制非常重要。Salehi 建立了 Ts65Dn 小鼠模型，发现基因调控、生化指标改变以及环境因素都可以影响 DS 的认知功能障碍。

21 号染色体是第一个完整的人类染色体测序。近年来，随着临床研究的不断深入，遗传图谱引起了人们的广泛关注，特别是叶酸代谢与 DS 之间的密切关系，主要包括：①与 DS 相关的叶酸代谢物主要有 RFC1 或 SLC19A1、CβS；②甲基化改变区域，Hsa21 出现的频率较高；③叶酸缺乏导致人类学习障碍，这些数据支持叶酸水平改变会直接影响 DS 的认知功能障碍。

许多 DS 小鼠模型都会有基因高度表达，DS 的 Ts65Dn 小鼠 DS 模型中会出现血浆 Hcy 水平和叶酸代谢产物 5-MTHF 水平显著升高，这些变化与 Ts65Dn 小鼠海马区树突状细胞退行性改变有关，进一步说明叶酸代谢紊乱会导致 DS 的患病风险增加。

目前针对DS的研究主要关注点是叶酸缺乏后导致染色体非分裂的病因和补充叶酸后有益作用，然而慢性叶酸缺乏（CFD）对儿童和成人DS患者也能产生很大程度上的有害影响。发现Ts65Dn小鼠CFD状态下，与正常野生小鼠比较，Ts65Dn模型小鼠发生功能和结构改变。DNA甲基化水平下降会引起神经老化以及DS的患者认知功能障碍。*DNMT1*和3a敲除小鼠会出现认知缺陷，由此推测人类*DNMT1*基因的突变与神经退行性改变相关。

三、胱硫醚 β - 合酶与唐氏综合征

胱硫醚β-合酶（CβS）活性改变以及基因多态性突变，会引起同型半胱氨酸水平升高，抑制甲硫氨酸循环，进而发生DNA甲基化异常。DS主要由Hsa21突变引起。甲基化分析发现在Hsa21中会出现不同甲基化区域的表达改变。由此可以推测DS患者更容易发生甲基化反应障碍，甲基化的改变和DNA合成障碍可能与DS的临床表现密切相关。

综上所述，叶酸代谢相关酶以及基因多态性参与DS的病理生理机制，其基因突变会增加DS的患病率。

参 考 文 献

［1］ANNA E，STANHEWICZ，W LARRY KENNEY. Role of folic acid in nitric oxide bioavailability and vascular endothelial function［J］. Nutr Rev，2017，75（1）：61-70.

［2］ANTONIADES C，SHIRODARIA C，LEESON P. MTHFR 677 C＞T polymorphism reveals functional importance for 5-methyltetrahydrofolate，not homocysteine，inregulation of vascular redox state and endothelial function in human atherosclerosis［J］. Circulation，2009，119：2507-2515.

［3］CHALUPSKY K，KRACUN D，KANCHEV I. Folic acid promotes recycling of tetrahydrobiopterin and protects against hypoxia-induced pulmonary hypertension by recoupling endothelial nitric oxide synthase［J］. Antioxid Redox Signal，2015，23：1076-1091.

［4］STANHEWICZ AE，ALEXANDER LM，KENNEY WL. Folic acid supplementation improves microvascular function in older adults through nitric oxide-dependent mechanisms［J］. Clin Sci（London），2015，129：159-167.

［5］CHEN DD，CHEN LY，XIE JB，et al. Tetrahydrobiopterin regulation of eNOS redox function［J］. Curr Pharm Design，2014，20：3554-3562.

［6］周双，石鑫，陈笋，等. 环境影响DNA甲基化及导致先天性心脏病发生的研究进展［J］. 临床儿科杂志，2018，36（8）：630-633.

［7］CHAMBERLAIN AA，LIN M，LISTER RL，et al. DNA methylation is developmentally regulated for genes essential for cardiogenesis［J］. J Am Heart Assoc，2014，3（3）：e000976.

［8］QIAN Y，XIAO D，GUO X，et al. Hypomethylation and decreased expression of BRG1 in the myocardium of patients with congenital heart disease［J］. Birth Defects Res，2017，109（15）：1183-1195.

［9］OZANNE SE，CONSTÂNCIA M. Mechanisms of disease：the developmental origins of disease and the role of the epigenotype［J］. Nat Clin Pract Endocrinol Metab，2007，3（7）：539-546.

［10］辛雨. 甲基化调控hsa-let-7g在神经管畸形中的作用及印记基因在重大发育性疾病中变化的探讨［D］. 首都儿科研究所，2017.

［11］BLOM HJ，SMULDERS Y. Overview of homocysteine and folate metabolism. With special references to cardiovascular disease and neural tube defects［J］. J Inherit Metab Dis，2011，34（1）：75-81.

［12］LIU S，JOSEPH KS，LUO W，et al. Effect of folic acid food fortifcation in Canada on congenital heart disease subtypes［J］. Circulation，2016，134：647-655.

［13］CZEIZEL AE，DUDÁS I，VERECZKEY A，et al. Folate deficiency and folic acid supplementation：the prevention of neural-tube defects and congenital heart defects［J］. Nutrients，2013，5：4760-4775.

［14］KHODR ZG，LUPO PJ，AGOPIAN AJ，et al. Preconceptional folic acid-containing supplement use in the national birth defects prevention study［J］. Birth Defects Res Part A Clin Mol Teratol，2014，100（6）：472-482.

［15］YU D，ZHUANG Z，WEN Z，et al. MTHFR A1298C polymorphisms reduce the risk of congenital heart defects：a meta-analysis from 16 case-control studies［J］. Ital J Pediatr，2017，43（1）：108.

［16］XUAN C，LI H，ZHAO JX，et al. Association between mthfr polymorphisms and congenital heart disease：a meta-analysis based on 9，329 cases and 15，076 controls［J］. Sci Rep，2014，4：7311.

［17］COWLEY M，GARFIELD AS，MADON-SIMON M，et al. Developmental programming mediated by complementary roles of imprinted Grb10 in mother and pup［J］. PLoS Biol，2014，12：e1001799.

［18］DAS UN. Hypertension as a low-grade systemic inflammatory condition that has its origins in the perinatal period［J］. J Assoc Physicians India，2006，54：133-142.

［19］BLOM HJ. Folic acid，methylation and neural tube closure in humans［J］. Birth Defects Res A Clin Mol Teratol，2009，85：295-302.

［20］FENG Y，WANG S，CHEN R，et al. Maternal folic acid supplementation and the risk of congenital heart defects in offspring: a meta-analysis of epidemiological observational studies [J]. Sci Rep, 2015, 5: 8506.

[21] SIU KL, LI Q, ZHANG Y, et al. NOX isoforms in the development of abdominal aortic aneurysm [J]. Redox Biol, 2017, 11: 118-125.

[22] SIU KL, CAI H. Circulating tetrahydrobiopterin as a novel biomarker for abdominal aortic aneurysm [J]. Am J Physiol Heart Circ Physiol, 2014, 307 (11): H1559-H1564.

[23] SERVY EJ, JACQUESSON-FOURNOLS L, COHEN M. MTHFR isoform carriers. 5-MTHF (5-methyl tetrahydrofolate) vs folic acid: a key to pregnancy outcome: a case series [J]. J Assist Reprod Genet, 2018, 35 (8): 1431-1435.

[24] ANNA E, STANHEWICZ and W, LARRY KENNEY. Role of folic acid in nitric oxide bioavailability and vascular endothelial function [J]. Nutr Rev, 2017, 75 (1): 61-70.

[25] SIRAGUSA M, FLEMING I. The eNOS signalosome and its link to endothelial dysfunction[J]. Pflugers Archiv, 2016, 468 (7): 1125-1137.

[26] KIETADISORN R, JUNI RP, MOENS AL. Tackling endothelial dysfunction by modulating NOS uncoupling: new insights into its pathogenesis and therapeutic possibilities [J]. Am J Physiol Endocrinol Metabol, 2012, 302: E481-E495.

[27] COPPEDÈ, F, BOSCO, P, TANNORELLA, P. DNMT3B promoter polymorphisms and maternal risk of birth of a child with Down syndrome [J]. Hum Reprod, 2013, 28: 545-550.

[28] ZHU J, DU S, ZHANG J. Polymorphism of DNA methyltransferase 3B-149C/T and cancer risk: a meta-analysis [J]. Med Oncol, 2015, 32 (1): 399.

[29] JAISWAL SK, SUKLA KK, KUMARI N. Maternal risk for down syndrome and polymorphisms in the promoter region of the DNMT3B gene: a case-control study [J]. Birth Defects Res. A Clin. Mol. Teratol, 2015, 103: 299-305.

[30] FONSECA-SILVA T, OLIVEIRA MV, FRAGA CA. DNMT3B (C46359T) polymorphisms and immunoexpression of DNMT3b and DNMT1 proteins in oral lichen planus [J]. Pathobiology, 2012, 79: 18-23.

[31] GOPALAKRISHNAN S, SULLIVAN BA, TRAZZI S. DNMT3B interacts with constitutive centromere protein CENP-C to modulate DNA methylation and the histone code at centromeric regions [J]. Hum Mol Genet, 2009, 17: 3178-3913.

[32] KAZIM, SF, BLANCHARD, J, BIANCHI, R. Early neurotrophic pharmacotherapy rescues developmental delay and Alzheimers-like memory deficits in the Ts65Dn mouse model of Down syndrome [J]. Sci Rep, 2017, 7: 45561.

[33] ICHINOHE, A, KANAUMI, T, TAKASHIMA, S. Cystathionine b-synthase is enriched in the brains of Down's patients. Biochem [J]. Biophys. Res Commun, 2005, 338: 1547-1550.

[34] GRIÑÁN-FERRÉ C, SARROCA S, IVANOVA, A. Epigenetic mechanisms underlying cognitive impairment and Alzheimer disease hallmarks in 5XFAD mice [J]. Aging, 2016, 8:

664-684.

[35] BACALINI, MG, GENTILINI, D, BOATTINI, A. Identification of a DNA methylation signature in blood cells from persons with Down Syndrome [J]. Aging, 2015, 7: 82-96.

[36] PEDROSO JL, POVOAS BARSOTTINI OG, LIN L. A novel de novo exon 21 DNMT1 mutation causes cerebellar ataxia, deafness, and narcolepsy in a Brazilian patient [J]. Sleep, 2013, 36: 1257-1259, 1259A.

[37] PERRI F, LONGO F, GIULIANO M. Epigenetic control of gene expression: potential implications for cancer treatment [J]. Crit Rev Oncol Hematol, 2017, 111: 166-172.

第七章

叶酸缺乏与肿瘤的发生

叶酸作为人体所必需的B族维生素，参与人体众多重要物质的合成和代谢。叶酸本身并没有生理功能，需要在人体内进行一系列的新陈代谢和转化后才能发挥作用，是体内参与一碳代谢的关键营养素，在基因合成与修复、DNA甲基化中起着重要作用，为机体细胞生长和繁殖所必需的物质。叶酸缺乏会导致基因组中DNA的低甲基化及核苷酸内部特定位点的高甲基化从而引起肿瘤的发生。叶酸的缺乏可以导致基因组DNA链的断裂、染色体的不稳定及尿嘧啶的错配等，进而破坏了DNA的合成和修复，影响核酸、组蛋白甲基化修饰的改变。研究表明，叶酸缺乏可以导致人体肿瘤的发生，如卵巢癌、结直肠癌、胰腺癌等。新近研究证明，叶酸缺乏与宫颈癌、消化道癌、肝癌、乳腺癌等癌症的发生发展也有强相关性。

第一节　叶酸缺乏与肿瘤发生的流行病学研究

据统计，人群中叶酸的缺乏是维生素缺乏中最普遍的，在英国大约20%的老年人叶酸摄入不足。流行病学调查资料显示叶酸摄入不足与肿瘤发生风险增高密切相关。叶酸与肿瘤的研究中最多的是关于叶酸与结直肠癌的研究。例如，与习惯于高叶酸摄入的人群相比，低叶酸摄入者结肠癌发生的风险性升高30% ～ 40%。一份将近20年的调查资料显示，叶酸摄入量<240μg/d的人患结肠癌的危险度高于叶酸摄入量>560μg/d者（95%CI = 0.78 ～ 0.98；$P = 0.009$）。另有研究表明，对若干结直肠癌患者与正常人群的结直肠黏膜细胞叶酸水平进行对比分析，发现从结直肠黏膜正常组织到包含息肉的结直肠黏膜组织再到结直肠息肉本身组织，叶酸的水平呈降低趋势。这可能是因体内低叶酸水平导致DNA中尿嘧啶的错误插入和基因组DNA的低甲基化，进而导致基因组的不稳定性和肿瘤的发生。

人群干预试验也证实叶酸可以预防肿瘤的发生。Zhu等用叶酸对胃癌前病变进行干预治疗，跟踪随访若干年后发现胃黏膜炎症、萎缩和肠化生患者大部分康复，因此推断叶酸可能是通过增加基因组DNA的整体甲基化水平并减少胃黏膜炎症反应以达到阻止幽门螺杆菌相关性胃癌的发生。根据对欧洲数个国家367 993名35～70岁的女性随访11年的调查研究显示，叶酸的补充可以降低绝经前妇女雌激素受体和孕激素受体阴性（ER-、PR-）肿瘤者患乳腺癌的风险（尤其是对于经常饮酒的女性），乳腺癌的发病风险与习惯于低叶酸饮食者相比降低14%。流行病学资料的证据是与雌激素代谢相关的因子与雌激素受体阳性（ER＋）有很大的相关性，ER-者与非荷尔蒙因素如饮食有很大的相关性。此外组蛋白的甲基化可以引起异常的基因表达、DNA的损伤、细胞周期的阻滞、基因组的不稳定性，均可以导致肿瘤的发生，如子宫颈上皮细胞组蛋白H3K9的甲基化程度高，可以导致宫颈癌的发生。而子宫颈不典型增生患者补充叶酸后发现子宫颈上皮细胞组蛋白H3K9的甲基化程度降低，充分说明叶酸的补充可以预防宫颈癌的发生。

第二节 叶酸缺乏引起肿瘤的可能机制

肿瘤的发生、发展常伴随营养的失衡与代谢的紊乱。叶酸作为机体细胞生长和繁殖所必需的营养物质，叶酸缺乏对肿瘤细胞的生长增殖、迁移等细胞功能均产生影响，具体机制涉及影响DNA、RNA、组蛋白甲基化及miRNA的改变、端粒酶的变化、血管再生、细胞凋亡等诸多方面。

一、DNA甲基化的改变

叶酸通过参与DNA的合成、修复、甲基化来保持基因组DNA的稳定性。在叶酸代谢的过程中，同型半胱氨酸接受5-甲基四氢叶酸的甲基基团生成甲硫氨酸，甲硫氨酸在腺苷转移酶的作用下转变为SAM，SAM是细胞内各种甲基化反应的供体。因此，叶酸的缺乏将会造成甲基供体的缺乏，影响核酸的甲基化，导致核苷酸特异性部位的高甲基化和基因组DNA的低甲基化及甲基转移酶活性的增强，进而使一些CpG岛甲基化，使位于这些区域的某些基因如抑癌基因失活，进而导致肿瘤的发生。

二、RNA甲基化的改变

类似于DNA，在SAM参与的反应中，RNA在许多特定位点被甲基化。在一些情况下，RNA5'端的帽结构甲基化；其他情况下也存在RNA内部核苷酸被甲基化。尽管现在RNA甲基化的功能仍需要进一步探索，很明显RNA的甲基化在保持它的稳定性和核膜内外物质的运输过程中起着非常重要的作用。饮食中甲基供体的缺乏可导致tRNA的脱甲基化。研究表明叶酸的缺乏足以使一些RNA，如核小RNA（snRNA）去甲基化，而snRNA是参与信使RNA（mRNA）成熟过程的必需成分。mRNA表达水平的变化与肿瘤间也有一定的相关性。染色体15q25、5p15和6p21三个位点是肺癌的敏感位点，而对法国肺癌人群的研究资料表明，外界因素主要是通过改变肺组织染色体15q25上*CHRNA5*基因的mRNA的表达水平进而影响了肺癌的发生、发展。

三、MicroRNA（miRNA）的改变

MiRNA是一类内生的、长度18～25个核苷酸的小RNA，也是一类重要的非编码RNA，在基因的表达后修饰过程中起着重要作用。miRNA调控正常细胞的增殖、分化、凋亡，然而在肿瘤形成的过程中miRNA是失调的，因此miRNA的表达和功能的紊乱可能导致肿瘤的形成。

近年来，研究发现叶酸参与调控miRNA的表达，而且这可能和肿瘤的发生相关。例如，给C57BL/6J小鼠饲养缺乏叶酸、甲硫氨酸的食物12周后检测，发现与对照组相比miR-101a和miR-101b的表达下调，miR-101a作用靶点之一是环氧合酶-2（Cyclooxygenase-2，Cox-2），而Cox-2在叶酸缺乏饲料喂养的小鼠中是明显上调的，Cox-2的上调在人类肿瘤的发展中是很常见的，并且被作为早期肝癌预防的靶分子。另有研究表明，与饲养普通饲料小鼠的肝脏芯片miRNA的表达

差异对比，发现饲养普通饲料组小鼠肝脏miR-122的表达水平下降。miR-122的下调同时随着CCNG1蛋白的上调，CCNG1表达水平的改变和miR-122的靶分子，如脂酸合成酶、固醇调节元件结合蛋白-1C、抗凋亡家族成员Bcl-2，在肝癌发生的早期被检测到并且导致了肝癌的发生。体外实验同样发现了类似结果：叶酸缺乏培养基培养的胰腺癌细胞引起miR-16表达水平的升高，此后把细胞放入完全培养基中培养一段时间发现miR-16的表达恢复正常水平，miR-16作用于维甲酸和甲状腺激素受体的沉默因子，并且促进了核因子κB（NF-κB）调节的白介素（IL）-8的转录激活，IL-8的转录激活在肿瘤的发生和许多肿瘤（包括胰腺癌）的转移中发挥重要作用，因此叶酸的缺乏对miR-16作用的发挥很重要。

此外，叶酸缺乏培养基培养的人白血病细胞与对照组相比miR-22的表达水平明显增高，miR-22与叶酸调节有关的一碳单位的代谢有很大关系，且在多种肿瘤中高表达。miR-22作用于一碳代谢相关的基因，如*MTHFR*、*TCN2*、*MAT2A*等，这对叶酸的转运、叶酸辅因子的分配和甲基化起着重要作用。这些结果表明叶酸的缺乏引起miRNA的表达的改变是早期肿瘤发生的一个重要因素，并且不同个体对肿瘤的易感性取决于miRNA的表达水平的改变。

四、组蛋白甲基化的改变

研究表明，用聚丙烯酰胺凝胶电泳检测叶酸轻度缺乏培养基中前列腺癌细胞系G100中组蛋白的甲基化水平，发现具有转录抑制效应的组蛋白H3K9的整体甲基化水平升高，同样具有转录激活效应的组蛋白H3K36mE2甲基化水平也增高，提示叶酸的缺乏在表观遗传方面对前列腺癌的发展发挥着很大的作用。然而正常机体高叶酸的摄入则对机体发挥着保护作用，因此，我们猜测在前列腺癌发生的不同阶段SAM/saH对组蛋白甲基酶的影响是各异的。经常进食叶酸含量较低的食物则使SAM/saH比值降低，低比值的SAM/saH抑制组蛋白甲基转移酶活性，使组蛋白甲基化水平降低。

五、叶酸与端粒酶的改变

端粒是特殊的核蛋白复合物，其DNA序列是由进化上保守的串联重复序列

TTAGGG组成，位于所有真核生物染色体的末端，在真核细胞生物学中起到重要作用，完整功能结构的端粒能防止染色体末端融合，避免染色体遭受DNA损伤识别，防止核酸对染色体末端的降解，保护染色体的稳定性及完整性。先前的研究表明，短端粒与人类膀胱、头颈部、肺、乳腺、肾细胞癌的风险增加有关。

研究显示，浓度为30nmol/L叶酸培养基培养的人B淋巴细胞（WiL2-ns）比浓度3000nmol/L叶酸培养基中细胞端粒酶的长度增加26%（$P < 0.001$），且早期端粒酶长度的增加与叶酸的缺乏引起的基因组DNA的低甲基化相关，并与DNA甲基转移酶抑制剂具有相同的效应。实时定量PCR结果分析显示，胞质叶酸的浓度降低增加了端粒DNA中尿嘧啶的错配情况，揭示了尿嘧啶可能为叶酸缺乏引起端粒酶长度及功能改变的原因之一。端粒酶长度的增加和缩短均与染色体的不稳定相关，染色体的不稳定可引起多种肿瘤的发生。因此，补充适量的叶酸可减少肿瘤的发生。

六、叶酸与亚甲基四氢叶酸还原酶

亚甲基四氢叶酸还原酶是叶酸代谢的关键酶，在5,10-亚甲基四氢叶酸转变为5-甲基四氢叶酸的过程中发挥着重要作用。在叶酸缺乏时，5-甲基四氢叶酸的减少可导致高SAH血症。此外，*MTHFR*C677T和*MTHFR*A1298C是MTHFR的变异体，此基因的变异可降低MTHFR的活性，增加SAH的水平，改变叶酸代谢的过程和一些蛋白的表达，并且可导致DNA的低甲基化，进而导致基因组的不稳定性和肿瘤抑制基因的激活。

*MTHFR*C677T和*MTHFR*A1298C在不同的种族的突变频率不同，这两种变异的蛋白经常出现在白种人、亚洲人和西班牙人群中，变异率为25% ~ 45%。其机制可能为叶酸的缺乏引起DNA中尿嘧啶的错误插入，进而导致DNA修复的失败及基因组的不稳定和原癌基因的激活，而MTHFR直接参与叶酸代谢，因此*MTHFR*C677T的多态性可能直接导致肿瘤的发生。

流行病学资料显示，亚甲基四氢叶酸还原酶基因677TT与机体的低叶酸状态和胃癌的发生率增加之间有很密切的关系，基因型*MTHFR*677TT与CT型相比可减少胃癌的发生，可能的原因为CT基因型与野生型的个体相比降低了叶酸的浓度和血浆高水平SAH，进而导致胃癌的发生。病例对照研究表明，叶酸摄入量与直肠癌的发生率也有很大关系，而基因型为677TT的女性，此种癌症的发病率则降低，暗示*MTHFR*677TT基因型对女性起保护性作用。另有研究结果亦表明，高叶酸摄入者患大肠癌的风险性远低于低叶酸摄入者，尤其是摄入酒精时，其可能的原因是酒精是一碳单位代谢的拮抗剂，酒精的过多摄入导致了叶酸吸收、代谢障碍，从而引起肿瘤的发生。此外，低水平的黄素腺嘌呤二核苷酸可降低MTHFR的活性；其他可能的原因为叶酸的强制性补充可能改变了酒精效应的阈值。在我国北方叶酸缺乏地区对食管癌患者进行的调查研究发现，*MTHFR*C677T基因多态性与食管癌发病率增高呈等位基因剂量效应关系，且人群中基因型为677CC、CT和TT者患食管癌的OR值分别为1.00、3.14和6.18（$P < 0.0001$），表明该基因多态性可能是食管癌的遗传易感因素。

七、叶酸与血管再生

血管生成是指从原有的毛细血管或毛细血管后静脉发展而形成新的血管，是一个涉及多种分子组合反应的复杂过程，对机体正常生理功能的进行是必须的，但是异常的血管增生可以导致肿瘤的发生，血管形成不仅对成熟肿瘤的进展至关重要，而且与早期肿瘤形成密切相关。因此，抑制新生血管的生成成为预防肿瘤的一种新的方案。

研究表明，叶酸可通过叶酸受体激活CsRC/ERK-2/NF-κB/p53信号通路，抑制上皮细胞的增殖进而抑制血管的生成，通过叶酸诱导激活cSrc，然后激活RhoGAP，进而抑制RhoA活性，并最终抑制培养的细胞株HUVEC的迁移，基于此研究的结果提出了一个HUVEC受基因诱导抑制迁移的分子机制模型。目前体外研究的结果进一步支持叶酸在治疗局部血管生成疾病中的应用。此外叶酸可以抑制早期肝癌发生过程中新生血管的生成，降低CD34蛋白水平，降低肝癌的发生。因此，适量补充叶酸对肿瘤的发生有一定的预防作用。

八、叶酸与细胞凋亡

细胞凋亡是指机体为维持内环境稳定，由基因控制的细胞自主性的有序的死亡。细胞凋亡是主动的过程，涉及一系列基因的激活、表达以及调控，它不是病理条件下自体损伤的一种现象，而是为更好地适应生存环境去主动争取的一种死亡过程。凋亡过程的紊乱可能与许多疾病的发生有直接或间接的关系，如肿瘤、自身免疫性疾病等。

叶酸的缺乏使不同的细胞呈现出不同的凋亡率。HepG2细胞株（人肝脏细胞瘤）在叶酸缺乏组（实验组）和完全培养基（对照组）中分别培养，培养1周内检测发现实验组细胞内叶酸浓度降至对照组的32%，接着出现细胞生长抑制、细胞死亡率增加和凋亡现象；同时，细胞周期被阻逆于S/G2/M期，细胞平均蛋白含量增加，此时把细胞放入对照组（叶酸的浓度为2μmol/L）培养23天，这种现象可被逆转。与此类似的是叶酸对小鼠心肌细胞凋亡现象的研究，即分别对小鼠饲养含不同浓度叶酸的饲料，11周之后发现叶酸对小鼠心肌细胞的凋亡呈剂量效应，可能是叶酸使抗凋亡蛋白Bcl-2增加，使凋亡蛋白Bax、Fas降低，而起到对心肌细胞的保护性作用。将处于胃癌前病变的患者随机分为两组，即长时期服用添加叶酸的食物组与食物中缺乏叶酸组，检测发现服用添加叶酸的食物组患者胃黏膜叶酸的平均浓度远高于无叶酸者，同时上皮细胞的凋亡和肿瘤抑制因子p53的表达也增加，致癌基因Bcl-2的表达下降，以上均可以说明叶酸的保护性作用，它的缺乏可能会导致肿瘤的发生。

众多资料表明，低叶酸饮食与肿瘤的发病率增加呈正相关。叶酸缺乏导致基因组DNA的低甲基化、组蛋白甲基化的改变和致癌基因的激活，致使一系列的DNA修复损伤、DNA链的断裂和染色体的破坏，最终导致肿瘤的发生。因此，叶酸的补充非常必要。目前叶酸已经被添加在各种食品中以预防一些疾病的发生，可预防正常的结直肠黏膜发展为肿瘤。此外，叶酸代谢过程极为复杂，除了mtHFR外还有很多酶的参与，此基因不同的突变类型可能会导致不同的疾病，因此我们需要了解这些酶的基因突变对叶酸代谢的影响，寻找相应的对策减少疾病的发生。LaRsson等研究发现，叶酸补充对肿瘤的利弊主要取决于叶酸补充的时间和剂量。因此关于是否对整个人群进行叶酸干预、叶酸的补充剂量、补充时间及个体差异等还有待于进一步研究，最终确定出合理的叶酸补充方案达到治疗与预防肿瘤的目的。

第三节　叶酸缺乏与食管癌

我国是食管癌高发区，食管癌居高不下的死亡率，严重威胁着我国人民的健康与生命。食管癌的发生、发展与多种内外因素有关。近年来，多项研究表明叶酸与食管癌的发病率相关。

近十多年来，不断有研究表明叶酸应作为食管癌的保护因素，其水平与发病风险呈相反趋势。2002年，Chen等对食管腺癌和胃癌患者的饮食结构进行统计调查分析发现，饮食中富含叶酸的水果蔬菜可以降低食管腺癌的发病风险，反之，大量的肉类摄入提高患病风险。之后，Aune等历时8年病例对照研究（3539例癌症病例，2032名对照者）发现高膳食叶酸的摄入可降低患大肠癌和食管癌的风险。与Aune等在乌拉圭所获得的病例对照研究结果一致，郝婷等在我国的新疆维吾尔自治区托里县，利用24小时膳食回顾法对234名哈萨克族居民（食管癌组84例，对照组150例）的营养素摄入情况进行调查，发现哈萨克族食管癌患者的叶酸摄入量偏低，并测定其血清叶酸水平，结果提示血清叶酸水平低时患食管癌的风险高。支持血清叶酸浓度与食管癌的发病风险呈负相关这个结论的还有安徽医科大学耿欣燕所做的病例对照研究，数据显示食管癌组的血清叶酸浓度明显降低，提示血清叶酸缺乏可能是食管癌的发病因素之一。除此之外，对2005—2014年，在 *CNKI* 及 *PubMed* 上公开发表的有关叶酸和食管癌的文献做了Meta分析之后，尹钰所得结果与上述研究一致，叶酸水平与食管癌发病风险呈负相关，可能是食管癌的保护因素。而在食管癌的预后方面，Lu等对125名行食管切除术的食管癌患者进行随访，发现高叶酸摄入的患者的预后优于低叶酸摄入的患者，死亡率有所降低。

虽然有多项研究结果支持叶酸水平与食管癌的发病风险呈负相关，但仍有学者提出争议。为明确叶酸与食管癌的关系，Ibiebele等将叶酸按来源进行了区分，并分别评估，发现摄入富含叶酸的食物，即天然叶酸可降低患食管腺癌的风险，而叶酸补充剂的摄入可能会增加伴不典型增生的巴雷特食管及食管腺癌的患病风险。对于以上不同的研究结果，我们应考虑到不同国家地区的人民，其叶酸及其他B族维生素的摄入来源不同，营养状况也不同，且各研究中对叶酸水平高低的定义各异，如Ulrich所说，在最低和最高的致癌剂量之间，应有一个最佳抑癌剂量。我们需要在不同种族、地域中进行设计严谨的大样本观察性研究以进一步明确叶酸与食管癌之间的确切关系并探求其剂量效应关系。

食管癌分子生物学研究表明，食管癌病变过程是一个多基因变异累积的复杂过程，涉及多种癌基因和抑癌基因的异常。在食管癌发生的分子机制中，遗传和表观遗传机制均起着重要的作用。作为表观遗传调控机制的主要形式之一，DNA甲基化异常包括原癌基因低甲基化和抑癌基因高甲基化，常导致食管癌相关基因在细胞周期、DNA修复、凋亡、转录、肿瘤代谢等重要过程中表达紊乱，以表观遗传机制促进食管癌的发生与发展。有动物实验结果表明甲基供体缺乏饮食能迅速引起DNA低甲基化。叶酸作为甲基供体，其缺乏将导致基因组DNA低甲基化、组蛋白甲基化的改变和致癌基因的激活，致使一系列的DNA修复损伤、DNA链的断裂和染色体的破坏，参与食管癌的发生发展过程。

目前，有关叶酸代谢基因与食管癌关系的研究较多的是亚甲基四氢叶酸还原酶（Methylenetetrahydrofolatereductase，MTHFR）多态性与食管癌易感性之间的相关性。MTHFR是叶酸代谢的关键酶，能催化5,10-亚甲基四氢叶酸不可逆转变成5,2-甲基四氢叶酸，在叶酸代谢以及DNA甲基化和DNA合成修复的过程中发挥了重要作用。MTHFR基因位于染色体1p36.3，存在两种常见的功能多态性：C677T和A1298C，这两个碱基突变使其编码的MTHFR蛋白活性和血浆叶酸水平明显降低。Stolzenberg等在食管癌高发区林县做的研究发现MTHFRC677T携带者食管癌发病率比MTHFRC677C明显增高。2006年，Larsson等对此前发表在Medline数据库上的相关文献做了Meta分析，分析结果支持叶酸在食管、胃、胰腺的癌变过程中发挥一定作用的假说。Song、Zhao、黄桂玲、Chang等先后在中国的南北地区所做的病例对照研究也都得出一致结论，亚甲基四氢叶酸还原酶MTHFR基因的多态性与食管癌的易感性之间存在相关性。而黄之敏的Meta分析结果不仅支持上述结论，同时发现携带CT和TT基因型个体发生食管癌的风险增高。值得注意的是，Keld在英国的白种人中所做的病例对照研究结果提示血清叶酸及MTHFR基因的多态性并不影响食管腺癌的易感性。鉴于中国食管癌的发病以食管鳞癌为主，而欧美地区食管癌多为食管腺癌，加之人种差异及地域差异，需做进一步研究探索以核实叶酸代谢酶MTHFR基因多态性与食管癌之间的相关性。

　　MTHFR作为叶酸代谢的限速酶，其对食管癌易感性的影响多与叶酸水平存在一定的交互作用。Zhang等的研究显示饮食中缺乏叶酸的中国北方人群 *MTHFR* C677C携带者的食管癌发病率比 *MTHFR* T677T和C677T的发病率明显降低，提示当叶酸摄入不足时，*MTHFR* C677T基因多态性与食管癌易感性之间的相关性更为显著。

　　Liu对Medline和Embase以及中国生物医学数据库上于2001—2011年发表的有关叶酸、*MTHFR* C677T多态性以及食管癌三者之间关系的文章进行Meta分析发现 *MTHFR* C677T/T677T增加食管癌的危险性，且受叶酸摄入、吸烟、饮酒等影响，叶酸摄入可用于食管癌的预防。此后，Yang经Meta分析发现叶酸可影响 *MTHFR* C677T的基因型与食管鳞癌的患病风险间的关联性。*MTHFR* 基因型与食管癌易感性之间存在一定的关系，但这种关系受基因型及叶酸基线浓度的影响。在今后有关于 *MTHFR* 基因型、叶酸及食管癌三者关系的研究中，应考虑基因型和叶酸摄入量及其基线浓度之间是否存在交互作用。

　　有关 *MTHFR* 基因多态性与食管癌之间关系的文章中常见的基因型有677（C-T）与1298（A-C），可引起酶的活性降低，但没有 *MTHFR* 677（C-T）引起酶的活性降低明显，且在人群中的发生率较低。而与叶酸代谢有关的还原叶酸载体（Reducedfolatecarrier，RFC1）基因的研究，结果表明 *RFC1* 变异可能影响食管癌和胃癌的易感性。叶酸代谢过程复杂，涉及 MTHFR 等多种酶的参与，且不同的代谢酶基因，不同的突变类型会对食管癌的发生发展产生不同的影响，因此我们需要了解这些酶的基因突变对叶酸代谢的影响，寻找相应的对策减少疾病的发生。

第四节　叶酸缺乏与结肠癌

　　亚甲基四氢叶酸还原酶（MTHFR）是叶酸代谢的关键酶，在叶酸代谢转变成甲基供体过程中起关键作用。*MTEER* 基因有两个单核苷酸多态性位点，即C677T和A1298C。这两个碱基突变使其编码的MTEER蛋白活性和血浆叶酸水平显著降低，可能与结直肠癌的遗传易感性因素有关。

　　Haghighi等研究伊朗人群 *MTHFR* C677T基因型与非家族性结直肠癌的关系，

发现此基因型与结直肠癌的危险性呈负相关，特别是对血清中存在高水平叶酸的患者。Levine 等的研究也得出相似的结果。Murtaugh 等通过病例对照研究表明，叶酸摄入与直肠癌危险性的降低有关，这种危险性的降低发生在 677TT 基因型的女性，而不发生在男性中，提示 *MTHFR* 677TT 基因型在女性中起保护作用，而 1298 CC 基因型无论男女均起保护作用。Hubner 等的研究表明，携带 *MTRR* A66G 杂合子和 *MTHFR* A1298C 杂合子个体结肠腺瘤复发的频率明显减低，提示叶酸代谢基因的多态性参与结直肠腺瘤的发生。Hubner 等还对 25 个人群 *MTHFR* C677T 基因型与大肠癌的关系进行 Meta 分析，结果表明，与 CC 基因型相比，*MTHFR* 677TT 与大肠癌的危险性降低有关。国内张艳玲等对 *MTHFRC* 677T 和 A1298C 多态性进行了检测，结果表明，*MTHFR* 677CT/1298AC 组合型基因是结直肠癌的危险因素。但 Gallegos-Arreola 等对墨西哥人群的研究却提示，*MTHFR* 677CT 基因型与结直肠癌的易感性呈正相关。

部分结肠癌由于错配修复基因 *hMLH1* 基因启动子区甲基化异常，表现为微卫星不稳（MSI＋）表型。Hubner 等研究叶酸代谢相关酶的多态性变化在改变启动子特异甲基化的任务及 MSI＋大肠癌易感性的关系，结果表明携带 *MTHFR* 677TT 个体更容易发生 MSI＋大肠癌。Clarizia 等探讨 106 例巴西结直肠癌 *MTHFR* C677T 基因型，5 个相关基因 *DAPK*、*MGMT*、*hMLH1*、*p16*（*INK4a*）和 *p14*（*ARF*）启动子区高甲基化与微卫星不稳的关系，发现 MSI＋结直肠癌患者 677TT 基因型的检出率明显增加。Naghibalhossaini 等研究结直肠癌 *MTHFR* C677T 和 A1298C 基因型与结直肠癌微卫星不稳的关系，结果表明 *MTHFR* 677CT＋TT 基因型可能是微卫星不稳阳性结直肠癌发生的危险因素，*MTHFR* 677T 等位基因与 CRC 和 MSI 密切相关。这种风险可能是至少部分由启动子高甲基化引起的 *MMR* 基因失活介导的。

研究表明，左半结肠癌与右半结肠癌常表现出不同的分子生物学特点。Iacopetta 等研究左半和右半大肠癌 *MTHFR* C677T 和 *DeltaDNMT3B* C-149T 基因多态性，结果表明，携带 *MTHFR* 677T 等位基因个体左半结肠癌发生的风险性增加，而右半结肠癌发生的风险性相应降低。增加左半结肠癌风险多见于老年、平时低叶酸饮食和嗜酒者。Mitrou 等采用乙状结肠镜检查分析 *MTHFR*（C677T and A1298C）多态性与散发性远段结直肠息肉的关系，总体未发现 *MTHFR* 基因多态性与远段结直肠息肉发生的风险有关。但携带 *MTHFR* 1298C 等位基因的个体与结肠腺瘤的高风险有关。*MTHFR*基因多态性还与结直肠癌对化疗药物的敏感性有关。

Fernández-Peralta等分析了*MTHFR* C677T和A1298C基因多态性与肿瘤生物学、临床病理特点和对化疗药物敏感性的关系，发现C677T中的TT和CT基因型对结肠癌有保护作用，A1298C多态性则无此作用，携带1298CC和AC基因型个体与野生型相比显示更不良的预后，而C677T基因型则与预后无关。677T等位基因携带者对5-FU为基础的化疗反应比野生型CC基因型好，而A1298C中C等位基因携带者则相反，提示*MTHFR*基因型检测有益于治疗方案的选择。Derwinger等研究结肠癌患者*MTHFR*基因多态性C677T的临床意义，发现C677T多态性与患结肠癌的风险无关，但CT/TT基因型患者对5-FU发生副作用的风险明显增加，表现为CT/TT基因型的Ⅲ期结肠患者与CC基因型相比预后更差，经统计学分析差别显著。结果提示上述基因型可作为结肠癌患者预后和药物敏感性的预测指标，在指导临床用药和判断预后中发挥作用。

第五节 叶酸缺乏与宫颈癌

宫颈癌是发生在子宫颈上的癌症，尽管近年来发达国家通过完善的筛查系统使其发病率和死亡率均有所下降，但在我国仍居女性生殖道恶性肿瘤首位，严重威胁女性健康和生命。近年来，宫颈癌的发病机制研究和防治手段有了长足进展，如人乳头瘤病毒（humanpapillomavirus，HPV）持续感染致癌的机制研究、HPV预防性疫苗的发明和宫颈HPV、细胞学联合筛查的开展，但宫颈癌的发生机制仍不完全清楚，宫颈癌的预防策略在我国还未能较好实施。近年来，对宫颈癌发生机制的研究大多着眼于HPV感染，预防也主要着重于HPV，大多数学者认为HPV感染是宫颈癌发生发展的必要因素，但也并非唯一因素。宫颈癌是外源性因素（如HPV感染、物理化学物质等）诱发细胞内功能和行为异常的结果，但外因只有通过内因才能发生质的改变。而叶酸及其代谢在几乎所有细胞内生理和病理过程中起着举足轻重的作用。故HPV和叶酸之间是否可能存在着内在联系和致癌的共同通路，值得深入探究。

叶酸多存在于绿色蔬菜中，且具有光热不稳定性，因而部分少食绿色蔬菜的地区人群容易呈叶酸缺乏状态。实际上，叶酸缺乏本质上也是叶酸代谢障碍的问题。可导致叶酸代谢障碍的其他因素还包括亚甲基四氢叶酸还原酶（MTHFR）基因多样性、高同型半胱氨酸（homocysteine，Hcy）、维生素B_{12}缺乏等。很多研究证明了叶酸缺乏和代谢障碍与宫颈病变的相关性。Silva等研究发现了叶酸、维生素B_{12}缺乏与宫颈癌的相关性。Badiga等证明在叶酸强化地区的美国，高Hcy女性患宫颈上皮内瘤样变2级及以上（cervicalintraepithelialneo plasiagrade2 or worse，CIN2＋）的风险更高（$OR = 1.86$，$P < 0.05$），且血浆叶酸浓度越高，Hcy越低（$OR = 0.40$，$P < 0.05$）。有研究指出 MTHFR 基因多态性可以增加CIN和宫颈癌的风险。以上研究结果均提示叶酸及其代谢与宫颈癌密切相关，叶酸缺乏和代谢障碍可以增加宫颈癌发生发展的风险。

宫颈癌的致病因素具有特殊性，即HPV的感染目前被认为是宫颈癌的主要因素。但80%的育龄女性一生中会有HPV感染，并且可能终生携带HPV却不致病；存在着HPV阴性的宫颈癌。因此，可以认为单纯HPV感染并不足以致癌，宫颈癌是多因素、多层次、多机制的复杂性疾病。叶酸缺乏和代谢障碍可以作为一个解释宫颈癌多因素致病理论的新角度。叶酸缺乏或代谢障碍可能作为HPV的协同致癌因素，增加宫颈癌的疾病易感性。Yang等之前在中国的一项大型人群队列研究证明：血清叶酸水平与HPV感染存在交互作用，血清叶酸水平与高级别CIN呈负相关。

Xiao等通过小鼠实验提出叶酸缺乏可能引起DNA脆性增加而断裂，造成DNA不稳定，进而促进HPV16E6/E7表达，使HPV16易感性增强，说明叶酸缺乏与HPV16E6/E7、p16高表达存在协同作用。以上研究均提示叶酸缺乏和代谢障碍与HPV感染的致病机制之间存在协同性和交互性。由于叶酸的特殊营养学地位与其几乎涉及细胞内所有生理、病理机制的特征，因此认为叶酸缺乏或代谢障碍可能是单独致癌因素。叶酸可能与其他因素致宫颈癌机制之间存在着共同的细胞内机制。

参 考 文 献

［1］NOVAKOVIC P，STEMPAK JM，SOHN KJ，et al. Effects of folate deficiency on gene expression in the apoptosis and cancer pathways in colon cancer cells［J］. Carcinogenesis，2006，27（5）：916-924.

［2］DUTHIE SJ. Folate and cancer：how DNA damage，repair and methylation impact on colon carcinogenesis［J］. J Inherit Metab Dis，2011，34（1）：101-109.

［3］SUN LP，YAN LB，LIU ZZ，et al. Dietary factors and risk of mortality among patients with esophageal cancer：a systematic review［J］. BMC Cancer，2020，20（1）：287.

［4］ZENG J，GU Y，FU H，et al. Association Between One-carbon Metabolism-related Vitamins and Risk of Breast Cancer：A Systematic Review and Meta-analysis of Prospective Studies ［J］. Clin Breast Cancer，2020，20（4）：e469-e480.

［5］MOAZZEN S，DOLATKHAH R，TABRIZI JS，et al. Folicacid in take and folate status and colorectal cancer risk：A systematic review and meta-analysis［J］. Clin Nutr，2018，37（6PtA）：1926-1934.

［6］ZHAO W，HAO M，WANG Y，et al. Association between folate status and cervical intraepithelial neoplasia［J］. Eur J Clin Nutr，2016，70（7）：837-842.

［7］CHOI SW，MASON JB. Folate and carcinogenesis：an integrated scheme［J］. J Nutr，2000，130（2）：129-132.

［8］VAN GUELPEN B. Folate in colorectal cancer，prostate cancer and cardiovascular disease［J］. Scand J Clin Lab Invest，2007，67（5）：459-473.

［9］KING WD，HO V，DODDS L，et al. Relationships among biomarkers of one-carbon metabolism［J］. Mol Biol Rep，2012，39（7）：7805-7812.

［10］DUTHIE SJ. Folic acid deficiency and cancer：mechanisms of DNA instability［J］. Br Med Bull，1999，55（3）：578-592.

［11］JAMES SJ，POGRIBNY IP，POGRIBNA M，et al. Mechanisms of DNA damage，DNA hypomethylation，and tumor progression in the folate/methyl-deficientrat model of hepatocarcinogenesis［J］. J Nutr，2003，133（11Suppl1）：3740S-3747S.

［12］GUÉANT JL，DAVAL JL，VERT P，et al. Folates and fetal programming：role of epigenetics and epigenomics［J］. Bull Acad Natl Med，2012，196（9）：1829-1842.

［13］NGUYEN JD，LAMONTAGNE M，COUTURE C，et al. Susceptibility loci for lung cancer are associated with mRNA levels of nearby genes in the lung［J］. Carcinogenesis，2014，35（12）：2653-2659.

［14］TANAKA T，HANEDA S，IMAKAWA K，et al. A microRNA，miR-101a，controls mammary gland development by regulating cyclooxygenase-2 expression［J］. Differentiation，2009，77（2）：181-187.

［15］KUTAY H，BAI S，DATTA J，et al. Downregulation of miR-122 in the rodent and human hepatocellular carcinomas［J］. J Cell Biochem，2006，99（3）：671-678.

［16］STARLARD-DAVENPORT A，TRYNDYAK V，KOSYK O，et al. Dietary methyl deficiency，microRNA expression and susceptibility to liver carcinogenesis［J］. J Nutrigenet Nutrigenomics，2010，3（4-6）：259-266.

［17］TIAN Y，XUE Y，RUAN G，et al. Interaction of Serum microRNAs and Serum Folate With the Susceptibility to Pancreatic Cancer［J］. Pancreas，2015，44（1）：23.

139

［18］STONE N，PANGILINAN F，MOLLOY AM，et al．Bioinformatic and genetic association analysis of microRNA target sites in one-carbon metabolism genes［J］．PLoS One，2011，6（7）：e21851．

［19］BISTULFI G，VANDETTE E，MATSUI S，et al．Mild folate deficiency induces genetic and epigenetic instability and phenotype changes in prostate cancer cells［J］．BMC Biol，2010，8（1）：6．

［20］PIYATHILAKE CJ，MACALUSO M，CELEDONIO JE，et al．Mandatory fortification with folic acid in the United States appears to have adverse effects on histone methylation in women with pre-cancer but not in women free of pre-cancer［J］．Int J Womens Health，2010，1（1）：131-137．

［21］BULL CF，MAYRHOFER G，O'CALLAGHAN NJ，et al．Folate deficiency induces dysfunctional long and short telomeres；both states are associated with hypomethylation and DNA damage in human WIL2-NS cells［J］．Cancer Prev Res（Phila），2014，7（1）：128-138．

［22］CISYK AL，PENNER-GOEKE S，LICHTENSZTEJN Z，et al．Characterizing the Prevalence of Chromosome Instability in Interval Colorectal Cancer［J］．Neoplasia，2015，17（3）：306-316．

［23］MURTO T，KALLAK TK，HOAS A，et al．Folic acid supplementation and methylenetetrahydrofolatereductase（MTHFR）gene variations in relation in vitro fertilization pregnancy outcome［J］．Acta Obstet Gynecol Scand，2014，94（1）：65-71．

［24］LIN J，ZENG RM，LI RN，et al．Aberrant DNA methylation of the P16，MGMT，and hMLH1 genes in combination with the methylenetetrahydrofolate reductase C677T genetic polymorphism and folate intake in gastric cancer［J］．Genet Mol Res，2014，13（1）：2060-2068．

［25］HOU TC，LIN JJ，WEN HC，et al．Folic acid inhibits endothelial cell migration through inhibiting the RhoA activity mediated by activating the folic acid receptor/cSrc/p190RhoGAP-signaling pathway［J］．Biochem Pharmacol，2013，85（3）：376-384．

［26］GUARIENTO AH，FURTADO KS，DE CONTI A，et al．Transcriptomic responses provide a new mechanistic basis for the chemopreventive effects of folic acid and tributyrin in rat liver carcinogenesis［J］．Int J Cancer，2014，135（1）：7-18．

［27］HUANG RF，HO YH，LIN HL，et al．Folate deficiency induces a cell cycle-specific apoptosis in HepG2 cells［J］．J Nutr，1999，129（1）：25-31．

［28］WU TG，LI WH，LIN ZQ，et al．Effects of Folic Acid on Cardiac Myocyte Apoptosis in Rats with Streptozotocin-induced Diabetes Mellitus［J］．Cardiovasc Drugs Ther，2008，22（4）：299．

［29］CAO DZ，SUN WH，OU XL，et al．Effects of folic acid on epithelial apoptosis and expression of Bcl-2 and p53 in premalignant gastric lesions［J］．World J Gastroenterol，2005，11（11）：1571-1576．

［30］张银玲，薛赓，孙树汉，等．叶酸缺乏与肿瘤发生［J］．第二军医大学学报，2016，37

（1）：65-71.

［31］房静远，朱舜时，萧树东，等. 人胃癌血浆叶酸与DNA甲基化的改变［J］. 中华消化杂志，1996（S1）：68-70.

［32］杨丽，房静远，陈紫晅，等. 胃癌细胞系中甲基化与叶酸干预对多种基因的调控［J］. 实用医学杂志，2008，24（6）：903-905.

［33］朱舜时，Joel M，施尧，等. 叶酸对胃癌和其他胃肠道癌发生的干预作用——临床试验七年随访［J］. 胃肠病学，2002，7（2）：73-78.

［34］刘继斌. 叶酸水平与肝癌、食管癌相关基因甲基化临床价值［D］. 江苏：江苏大学，2012.

［35］袁淑兰，王艳萍，李良平，等. 叶酸诱导人肝癌细胞凋亡及其机制的研究［J］. 肿瘤，2001，21（4）：242-245.

［36］韩江琼，陈云兰，秦错，等. 5-氟尿嘧啶联合亚叶酸钙与奥沙利铂化疗方案治疗晚期结直肠癌的临床研究［J］. 中国临床药理学杂志，2014，（8）：674-675，678.

［37］江艺，许香华，黄绍楷，等. 大剂量醛氢叶酸加5-FU持续48小时滴注方案治疗晚期大肠癌的临床观察［J］. 临床肿瘤学杂志，2002，7（6）：425-427，429.

［38］KIM YI. Will mandatory folic acid fortification prevent or promote cancer?［J］. Am J Clin Nutr，2004，80（5）：1123.

［39］SIE KK，MEDLINE A，VAN WEEL J，et al. Effect of maternal and postweaning folic acid supplementation on colorectal cancer risk in the offspring［J］. Gut，2011，60（12）：1687.

［40］LARSSON SC，GIOVANNUCCI E，WOLK A. Folate intake，MTHFR polymorphisms，and risk of esophageal，gastric，and pancreatic cancer: a meta-analysis［J］. Gastroenterology，2006，131（4）：1271-1283.

第八章

叶酸干预研究

叶酸对人体的营养作用早已被证实，也广泛应用于临床，对不同人群进行治疗。随着科学技术的进步，近年来，人们逐渐发现了叶酸其他新的治疗作用，并将其应用于多种疾病的预防、治疗和诊断。

叶酸是目前临床上用于预防新生儿神经管缺陷等出生缺陷的主要药物，此外叶酸还是临床上用于动脉粥样硬化、高血压、阿尔茨海默病、萎缩性胃炎、骨性关节炎和多种癌症的辅助治疗药物，也是叶酸受体介导靶向药物的介导载体和诊断显影剂。迄今为止的研究发现，叶酸及其产物在体内主要参与核酸的合成、核酸的甲基化、氨基酸的转换、制造神经递质等重要过程。鉴于叶酸的重要性，且只能由饮食补充，同时大多数国家和地区的人群日常饮食中缺乏叶酸，因此大多数国家都已制定了相应的叶酸补充和干预、治疗等相应的政策和法规。关于叶酸在预防出生缺陷中的作用详见第四章，本章主要讨论叶酸在干预和治疗动脉粥样硬化、高血压、阿尔茨海默病、萎缩性胃炎、骨性关节炎等疾病中的作用。

第一节 叶酸干预和治疗动脉粥样硬化

动脉粥样硬化是一种常见的心血管疾病，是导致心肌梗死、心力衰竭、脑卒中的主要原因。已有大量的临床和基础研究证实，服用叶酸能降低同型半胱氨酸浓度，抑制氧化应激，修复血管内皮功能，抑制血管平滑肌增殖迁移，抑制脂质过氧化，减少巨噬细胞形成泡沫细胞，以有效防治动脉粥样硬化的发生、发展，减少心血管疾病的发生。

一、叶酸与同型半胱氨酸及动脉粥样硬化

动脉粥样硬化是多种心脑血管疾病发生的病理基础。基本病变过程是从血管内膜脂质沉积，大量的炎症细胞浸润，粥样斑块形成开始，然后血管壁变硬增厚，管腔狭窄闭塞，导致相应动脉缺血缺氧，最终发生心脑血管疾病。

同型半胱氨酸的血浆正常浓度为 5～15mol/L。影响同型半胱氨酸代谢的因素有年龄、性别、叶酸水平、生活习惯、遗传因素、药物和某些疾病等。高同型半胱氨酸导致动脉粥样硬化的机制，主要可能与损伤血管内皮细胞，抑制内皮细胞增殖，NO 合成减少，氧化低密度脂蛋白（oxidized low density lipoprotein，ox-LDL），刺激平滑肌细胞的增殖迁移，诱导巨噬细胞转变为泡沫细胞，激活炎症细胞，激活血小板的黏附聚集等有关。

叶酸作为一种 B 族维生素，在人体中主要以 5-甲基四氢叶酸的形式存在，四氢叶酸作为一碳单位转移的辅酶，是核苷酸的合成和甲基化反应的一个重要调节因子。人体内由于无法合成叶酸，因此需要依靠饮食摄入保证叶酸的正常含量。研究表明低膳食叶酸能增加血管疾病包括动脉粥样硬化和脑卒中的发病风险，而高循环叶酸浓度能减少依赖同型半胱氨酸的原发性冠状动脉事件和颈动脉内膜增厚的发生风险。所以，补充叶酸对心血管疾病患者或者高危人群的血管功能具有积极的影响。叶酸可以通过降低同型半胱氨酸浓度，改善血管内皮功能，抑制血管平滑肌增殖迁移，抑制脂质过氧化，减少泡沫细胞形成，从而发挥对心血管保护作用，延缓动脉粥样硬化的发生、发展。

二、叶酸修复血管内皮功能

血管内膜是血液与血管壁的第一层屏障，正常的内皮细胞具有细胞通透性、选择性屏障、止血抗凝、抗炎和血管活性物质代谢等作用。内膜的完整性在维持血管舒张活性、减少血栓形成、抑制炎症细胞浸润等方面发挥重要作用。内膜损伤往往是动脉粥样硬化发生的起始因素，动脉粥样硬化的各个阶段都伴有血管内皮功能障碍。内皮细胞结构和功能改变导致血管屏障功能受损，血管收缩异常，张力增加，使血液中的单核细胞和脂质等成分易于在内皮下间隙沉积，从而形成

143

泡沫细胞。有文献证实叶酸显著提高内皮细胞存活率，与缺氧组内皮细胞相比降低内皮细胞的凋亡。叶酸同样降低活性氧水平，增加内皮细胞亚硝酸盐的含量。另有文献证实缺氧降低细胞生存率并通过ERK1/2-NOX4-ROS通路诱导内皮凋亡，而叶酸抑制这一通路从而保护缺氧所致内皮细胞损伤。

（1）叶酸通过降低同型半胱氨酸浓度改善血管内皮功能

对冠心病患者补充叶酸（5mg）和维生素B_{12}（1mg）8周后，发现并证实补充叶酸和维生素B_{12}能改善冠心病患者的内皮功能，叶酸可能是通过降低游离同型半胱氨酸浓度，从而增加NO利用度，最终改善血管内皮功能。上述结果提示补充叶酸能降低已确定动脉粥样硬化人群的心血管事件发生风险。另外，有文献报道对有同型半胱氨酸血症的高风险的冠心病患者补充叶酸6个月，血浆同型半胱氨酸水平从（18.3±3.9）μmol/L降至（11.5±2.8）μmol/L，结果提示对于高同型半胱氨酸血症的高风险的冠心病患者，叶酸可以降低同型半胱氨酸浓度从而改善内皮功能。

（2）叶酸通过抗氧化机制保护血管内皮细胞

缺氧能导致内皮细胞的炎症和氧化应激，从而导致内皮细胞损伤和NO产生，对抗氧化应激有助于预防心血管疾病。Salama等报道叶酸能改善甲状腺功能减退小鼠的氧化应激水平和肾脏组织结构。Mohammian等报道肝脏是叶酸贮存和代谢的主要场所，给予实验大鼠每千克体重10mg的叶酸，连续28天，血清同型半胱氨酸水平从原先的（4.22±0.10）μmol/L降至（3.35±0.18）μmol/L，上述结果表明叶酸缺乏严重影响细胞代谢，增加氧化应激和同型半胱氨酸水平。补充叶酸能降低同型半胱氨酸，并通过抗氧化作用改善由胆汁淤积造成的肝脏生化功能。Ebaid等报道在动物实验中，叶酸能改善大鼠的氧化应激水平。这些结果提示补充叶酸可以抑制氧化应激、改善血管内皮功能、延缓动脉粥样硬化。

（3）叶酸通过减少一氧化氮合酶失偶联作用改善血管内皮功能

一氧化氮合酶（endothelial nitric oxide synthase，eNOS）在调控血管功能中发挥重要作用，由血管内皮上的L-精氨酸在eNOS催化下合成NO可让血管扩张，eNOS也能产生让血管收缩的超氧化物，在某些病理条件下，eNOS从催化NO的生成切换到超氧化物的生成，这个过程称为eNOS的解偶联或失偶联。

Moat等报道84例冠心病患者分别服用叶酸400μg/d和5mg/d，持续6周后，发现患者血清叶酸含量均显著提高，同型半胱氨酸浓度降低。5mg/d的叶酸改善血管舒张功能，而补充400μg/d叶酸未见明显改善。在体外的叶酸实验中，发现叶酸能逆转由同型半胱氨酸导致的内皮功能障碍，可能是通过提高eNOS二聚体的含量改善内皮功能。Chalupsky等报道叶酸能促进四氢生物蝶呤（tetrahydro-l-biopterin，BH_4）的循环利用，增加eNOS，从而改善缺氧导致的肺动脉高压的内皮细胞。Taylor等报道叶酸通过增加cGMP浓度，激活PI3K/Akt信号通路，导致eNOS磷酸化，改善了内皮功能，这解释了补充叶酸有利于改善血管功能。

有研究表明，5-甲基四氢叶酸（5-Methyltetrahydrofolate，5-MTHF）是循环叶酸参与同型半胱氨酸代谢的产物，通过清除过氧亚硝基阴离子自由基，增强NO的生物利用度，降低血管超氧化物歧化酶生成，改善血管内皮功能。补充叶酸能增加体内5-MTHF的含量，从而增加NO的合成，发挥对血管内皮的保护作用。BH_4具有稳定eNOS结构的作用，是eNOS发挥功能的辅助因子。BH_4也能促进eNOS的二聚化和NO的合成。Moens等认为叶酸可能通过以下途径增加内皮细胞的NO含量：①5-MTHF直接改善eNOS的活性；②叶酸加强BH_4和eNOS的亲和力，增加BH_4的生物利用度；③叶酸能稳定BH_4的结构；④叶酸通过将BH_2还原为BH_4使体内BH_4含量增加。

总之通过补充叶酸，可以使血清叶酸增加，一方面促进5-MTHF生成增加，同型半胱氨酸减少，改善血管内皮功能；另一方面随着血清叶酸增加，通过促进BH_4循环，使cGMP含量增加，激活PI3K/Akt通路，而使eNOS磷酸化，防止eNOS失偶联，减少超氧化物的生成，从而发挥保护内皮的作用（图8-1）。

三、叶酸抑制血管平滑肌增殖迁移

血管平滑肌细胞分化是血管发育的一个重要组成部分。血管平滑肌细胞主要功能是调节血管直径、血压以及血流分布。血管平滑肌细胞和心肌骨骼肌等终末分化细胞不同，在成熟的动物体内仍保持显著的可塑性，在受到外界环境刺激后能进行可逆的表型变化。在正常情况下，平滑肌细胞保持静止和非迁移状态，在各种生长因子和细胞因子的刺激下，平滑肌细胞去分化，其增殖和迁移能力增强。血管平滑肌细胞作为血管壁重要的细胞类型，参与动脉粥样硬化形成的各个阶段。动脉粥样硬化过程中，平滑肌从中膜迁移至内膜经历3个阶段：平滑肌细胞从收缩表型到合成表型，细胞外基质（extracellular matrix，ECM）蛋白的降解，

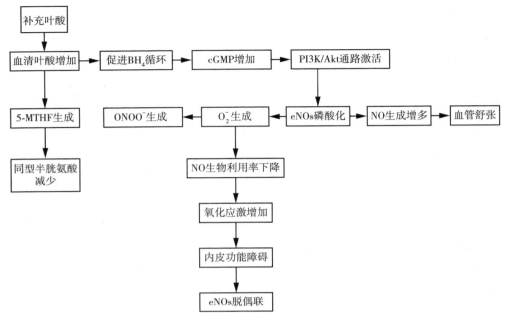

图8-1　叶酸减少一氧化氮合酶（eNOs）失偶联

从降解的基质中穿透至内膜。

　　目前有实验通过对载脂蛋白E（apolipoprotein E，ApoE）基因敲除小鼠不同饲料喂养16周后研究发现，与正常普通饲料组相比，高脂饲料组小鼠动脉粥样斑块体积增加接近2倍（$P < 0.001$）。与高脂饲料组相比，高脂饲料但缺乏叶酸组小鼠动脉粥样斑块体积显著增加（17%，$P < 0.05$）。研究结果显示与高脂饲料组相比，高脂饲料但缺乏叶酸喂养ApoE基因敲除小鼠主动脉蛋白表达显著改变（$P < 0.05$），并与主动脉外膜脂蛋白浓度显著相关（$P < 0.001$）。与高脂饮食组相比，叶酸缺乏加重诸如氧化应激、炎症和平滑肌细胞的迁移等过程。结果提示叶酸缺乏可能加速动脉粥样硬化的进展。

　　另外，有文献报道同型半胱氨酸能显著增加基质金属蛋白酶2（matrix metalloproteinase 2，MMP-2）的产生，平滑肌细胞的增殖迁移导致动脉粥样硬化斑块需要细胞外基质金属蛋白酶（matrix metalloproteinases，MMPs）重构细胞外基质，而叶酸能降低由同型半胱氨酸诱导增加的MMP-2，结果提示叶酸抑制细胞外基质蛋白的降解从而延缓动脉粥样硬化的发展。Han等报道平滑肌细胞增殖，血小板衍生生长因子（platelet derived growth factor，PDGF）mRNA和蛋白表达以及PDGF启动子脱甲基化与同型半胱氨酸浓度呈剂量相关性：①平滑肌细胞G_0/G_1期减少以及S期增多提示同型半胱氨酸诱导平滑肌细胞增殖；②S-腺苷-L-同型半胱氨酸（S-Adenosyl-L-Homocysteine，SAH）水平增加和S-腺苷甲硫氨酸（S-Adenosyl methionine，SAM）水平降低部分解释了同型半胱氨酸干预使PDGF低甲基化；③同型半胱氨酸导致PDGF启动子低甲基化，并上调PDGF mRNA和蛋白的表达，最终导致平滑肌细胞的增殖；④补充叶酸能拮抗同型半胱氨酸诱导的平滑肌增殖、异常PDGF脱甲基化和PDGF表达。这些结果反映叶酸能通过抑制平滑肌的增殖迁移来延缓动脉粥样硬化的进展。

四、叶酸抑制脂质过氧化，减少巨噬细胞形成泡沫细胞

动脉粥样硬化的斑块稳定性与病灶内脂质大小、巨噬细胞数量以及炎症反应等方面有关，作为炎症因子的主要来源巨噬细胞在动脉粥样硬化的进展中起到了重要作用。近年来有研究表明，巨噬细胞在动脉粥样斑块中存在两种类型，促炎型（M1）和抗炎型（M2），两者的失平衡影响斑块的稳定性。研究证实动脉粥样硬化形成的早期，在血管内皮细胞、平滑肌细胞和单核细胞产生巨噬细胞集落刺激因子的作用下，单核细胞迁入内皮下间隙并聚集，巨噬细胞产生蛋白酶、脂酸、自由基、活性氧和其他细胞毒素，将LDL氧化成ox-LDL，依赖清道夫受体摄取ox-LDL，形成动脉粥样硬化特征性细胞泡沫细胞。Joshi等报道叶酸作为一种自由基的清除剂，可以抑制脂质过氧化。Ebaid等报道叶酸能降低总胆固醇（total cholesterol，TC）、甘油三酯（Triglyceride，TG）和低密度脂蛋白（Low Density Lipoprotein，LDL）的血清浓度，减少巨噬细胞吞噬脂质形成泡沫细胞（图8-2）。另外，同型半胱氨酸能使巨噬细胞中的诱导型一氧化氮合酶（inducible nitric oxide synthase，i-NOS）异常高表达，产生大量NO，并能激活核因子κB（Nuclear Factor κB，NF-κB），加重动脉粥样硬化的损伤。叶酸通过与eNOS相互作用直接产生抗氧化作用，并影响辅助因子NO的生物利用度，降低动脉粥样硬化的损伤。

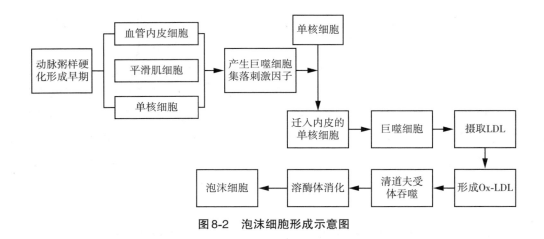

图8-2　泡沫细胞形成示意图

第二节　叶酸干预和治疗高血压

由于社会经济的发展和人们生活方式的变化，我国高血压患病人数持续增长，已经成为威胁我国居民健康最主要的疾病之一。血浆同型半胱氨酸升高是高血压及心脑血管病的独立危险因素，我国成人血浆同型半胱氨酸升高与叶酸摄入不足有关，有学者提出补充叶酸来预防和治疗高血压及心脑血管病。

一、叶酸干预高血压的作用机制

叶酸的主要生化作用有两方面：参与嘌呤核嘧啶的合成，从而参与蛋白质和核酸的合成；协助完成氨基酸的转化。叶酸在小肠叶酸还原酶的催化下，生成四氢叶酸。同型半胱氨酸在四氢叶酸的协助下，重新生成甲硫氨酸。叶酸的缺乏可降低甲硫氨酸合成酶的生物活性，从而引起同型半胱氨酸在体内蓄积，导致高同型半胱氨酸血症。长期以来，一直认为叶酸的缺乏与血液病学、神经学与神经精神病学的紊乱有关，随着叶酸在临床中的应用，人们发现叶酸的缺乏与动脉粥样硬化、心脑血管疾病的发生、血管内皮功能紊乱相关。

二、叶酸干预高血压的临床研究

国内有研究显示，我国健康成人同型半胱氨酸升高与叶酸缺乏发生率较高，且与年龄呈正相关，有学者提出补充叶酸来预防和治疗高血压及心血管病。叶酸可以通过降低同型半胱氨酸、抗氧化应激、对一氧化氮酶的作用等，改善血管内皮结构和功能。美国、加拿大等国家在谷物中强制添加叶酸，结果证实能有效降低血压，显著减少脑卒中病死率。研究发现，在轻中度高血压人群中，血浆同型半胱氨酸与叶酸水平存在负相关，当叶酸水平低于15nmol/L时，叶酸与血浆同型半胱氨酸水平负相关更明显，按血压水平分层分析发现，中度高血压患者与轻度高血压患者相比有较低的叶酸水平趋势，提示叶酸相对缺乏可能与高血压发病风险相关。因此，在叶酸水平相对缺乏的中国高血压人群中，降压的同时进行叶酸干预，可能降低心脑血管事件的发生率。高叶酸摄入能降低高血压的危险性，每天超过0.8mg叶酸的女性和低于0.2mg叶酸者相比高血压危险性降低了13%。而年轻女性获益更为明显，即在26～46岁的女性中最高叶酸摄入者的高血压危险性降低了大约30%。补充叶酸是目前降低同型半胱氨酸最有效和安全的方法。补充叶酸总体上能够使脑卒中风险下降18%，在普及面粉强化叶酸的国家或地区（脑卒中风险下降25%）、一级预防（脑卒中风险下降25%）、服用叶酸超过36个月（脑卒中风险下降29%）和同型半胱氨酸降低超过20%（脑卒中风险下降23%）时作用更为显著。

三、叶酸对内皮功能的影响

有研究证实，叶酸对同型半胱氨酸正常的患者也有益处，Gori等研究证实，健康人群中，叶酸能防止由持续硝酸甘油治疗所介导的血管内皮功能紊乱。Doshi等对52例冠心病患者进行随机交叉试验，研究叶酸对血管内皮功能、同型半胱氨酸和氧化应激的作用，结果认为叶酸可提高血管内皮功能，且血管内皮功能的提高与同型半胱氨酸降低无相关性，而与细胞内过氧化物的降低有关。Mayer等在57例高危冠心病人群中进行为期2个月叶酸干预（10mg/d）的前瞻性研究，结果显示叶酸不仅导致血浆总同型半胱氨酸降低，且改善高凝状态、氧化应激和内皮功能失调。这些依据表明，叶酸对血管内皮功能的改善作用不完全依赖血浆同型半胱氨酸水平的降低，其中存在着其他的机制，但叶酸能改善血管内皮功能的作用不容置疑。

叶酸是降低同型半胱氨酸水平的有效药物，马来酸依那普利叶酸片已于2006年3月获得国家食品药品监督管理总局（China Food & Drug Administration，CFDA）批准上市，叶酸联合马来酸依那普利治疗H型高血压、预防脑卒中具有较好疗效，安全性优于使用单一药物。研究人员认为，叶酸干预、治疗H型高血压，可以明显降低血浆同型半胱氨酸水平，提高治疗水平。

第三节　叶酸预防阿尔茨海默病

阿尔茨海默病（Alzheimer's disease，AD）是临床常见的神经退行性病症，也是一种最为常见的老年性痴呆症，其主要临床特征为进行性记忆及认知功能障碍。同型半胱氨酸（Homocysteine，Hcy）是含硫氨基酸代谢的一个中间体，是人体内一种提供甲基以及转硫作用非常关键的物质，当体内一碳单位基团转移所需的辅助因子叶酸及维生素B欠缺时，就会使得血浆中同型半胱氨酸水平上升。临床研究证实同型半胱氨酸水平上升与阿尔茨海默病之间的发生成正比，Hcy水平可作为阿尔茨海默病发生的独立危险因素，此外研究还表明阿尔茨海默病的发病与血脂还存在一定的关系。因此，治疗阿尔茨海默病的原则为改善血浆同型半胱氨酸及血脂水平。常规治疗阿尔茨海默病的药物为多奈哌齐，但是单纯使用多奈哌齐常规治疗疗效不够理想，无法让患者及其家属满意。后有临床研究在常规治疗的基础上采用叶酸联合维生素B_{12}及维生素B_6对阿尔茨海默病患者进行治疗，取得了较为理想的临床疗效。通过对B族维生素进行补充，使得同型半胱氨酸水平锐减，从而对阿尔茨海默病患者进行治疗，可有效改善阿尔茨海默病患者认知功能障碍状况。同型半胱氨酸使细胞内活性氧生成量增加，导致细胞内活性氧清除酶的活性降低，血管活性物质分泌增加，纤溶酶活性受到抑制，引起血管舒张功能紊乱，内皮细胞受损，内皮细胞基因表达发生改变，引起细胞凋亡。

第四节　叶酸干预和治疗萎缩性胃炎

有研究显示，萎缩性胃炎可以导致叶酸吸收不良。同时，萎缩性胃炎患者血清中叶酸水平与某些基因的表达及胃黏膜病变有关。而叶酸可以改变基因状态，阻断病情发展，从而治疗萎缩性胃炎，干预胃癌的发生。李祎群等选择了80例幽门螺杆菌阴性慢性萎缩性胃炎患者作为研究对象，依治疗方式的不同，随机分为叶酸治疗组和对照组。12周后对其临床症状、胃镜下观察指标及组织病理学等三方面进行研究分析。研究结果表明，叶酸对幽门螺杆菌阴性慢性萎缩性胃炎患者的临床症状和胃黏膜病变情况有缓解作用。临床上有叶酸联合其他药物参与治疗萎缩性胃炎的情况。YU Enyuan等将叶酸＋甲硝唑＋克拉霉素联合用于慢性萎缩性胃炎的临床治疗。选择38例慢性萎缩性胃炎患者作为研究对象，随机分为对照组和叶酸＋甲硝唑＋克拉霉素治疗组，观察比较两组疗效，结果证明，叶酸＋甲硝唑＋克拉霉素联合用药对于慢性萎缩性胃炎的治疗效果好，副作用发生率较低，值得临床推广应用。

第五节　叶酸干预和治疗骨性关节炎

骨性关节炎（osteoarthritis，OA）是由多种因素引起的以关节软骨损害为主，并累及整个关节组织的最常见的一种关节疾病，最终发生关节软骨退变、纤维化、断裂、缺损及整个关节面的损害。该疾病的发生与氧化应激介导的软骨细胞死亡和软骨基质降解有关。研究表明，叶酸是促进嘌呤和嘧啶合成的关键，且帮助氨基酸的互相转化。这一过程也涉及细胞内的Ca^{2+}稳态。研究人员在叶酸缺乏条件下培养HepG2细胞。4周后，脂质过氧化指标明显增大，这表明原细胞发生了剧烈的氧化应激反应。此外，这也与细胞释放的同型半胱氨酸浓度呈正相关。研究结果表明，叶酸缺乏引起的细胞凋亡是由于NF-κB被激活，从而引起细胞释放同型半胱氨酸，导致过氧化氢生产过剩。Hsu等在叶酸缺乏条件下培养HIG-82细胞，实验结果证明，叶酸缺乏诱导了活性氧过剩和细胞内Ca^{2+}释放。而可以抑制活性氧过剩的相关抑制剂均与抑制细胞内 Ca^{2+} 释放和细胞凋亡相关。叶酸缺乏将会抑制细胞增殖，干扰细胞周期，导致遗传损伤，最终导致细胞死亡。Apurba Ganguly 对 63 名急性骨关节患者使用了主要由钙、磷、辅酶 Q10、叶酸、维生素 K_2、维生素 D_2、维生素 C、姜黄素和 Boswell 酸制成骨营养补充剂。入选患者均患有骨性膝关节炎，维生素 D 水平降低，同时伴有骨侵蚀和骨骼肌损伤，治疗 8 周后评估患者的疼痛变化及关节功能状态，结果显示使用骨营养补充剂可显著改善膝关节退行性改变，缓解疼痛，生化指标钙磷比值和 PTH 趋于正常。

因此，补充叶酸有望用于骨性关节炎的治疗。

第六节 叶酸对癌症的辅助治疗

叶酸的代谢途径主要是参与单磷酸腺苷和嘌呤前体的合成，以及参与细胞内甲基供体 S-腺苷甲硫氨酸的形成。体内叶酸缺乏时，甲基化反应减少，可能导致癌基因的上调表达。叶酸缺乏引起肿瘤的机制可能为以下几点：影响表观遗传调控，导致端粒酶长度增加和染色体不稳定，影响亚甲基四氢叶酸还原酶的作用，将不能抑制血管异常增生，导致细胞凋亡率上升。

一、叶酸对胃癌的辅助治疗

有研究表明，相比于健康人群，胃癌患者血浆中的叶酸水平会降低，且胃癌区总基因组的 DNA 甲基化水平低于癌旁和外周正常区。叶酸的供甲基作用可能对胃癌的发生发展有一定的影响。杨丽等培养了三种人胃癌细胞系 MKN-45、MKN-28 和 HGC-27，分别以不同浓度的甲基转移酶抑制剂和叶酸干预，以 RT-PCR 方法检测抑癌基因的表达情况。研究结果显示，在人胃癌细胞系 MKN-45 和 HGC-27 细胞系中，抑癌基因 p16INK4A 的表达受 DNA 甲基化调控。因此，补充叶酸可以一定程度干预胃癌的发生。研究人员认为"叶酸状态→DNA 变化→基因表达→癌变"，可能是叶酸抗癌的机制。

二、叶酸对肝癌的辅助治疗

有研究表明，体外采用叶酸对人肝癌细胞株SMMC-7721进行处理，当叶酸浓度分别为75nmol/L、375nmol/L、750nmol/L和1875nmol/L时可以显著抑制癌细胞的增殖。同时，随时间的延长和剂量的增加，其抑制率呈上升趋势。相比于阴性对照，生长曲线下移。叶酸还可以诱导肝癌细胞凋亡，为了阐明其分子机制，袁淑兰等用叶酸连续4天处理体外培养的人肝癌细胞SMMC-7721，利用光镜及电镜观察细胞形态改变，测定细胞生长曲线，考察细胞生长及增殖情况、细胞周期分布情况、细胞凋亡情况和相关基因表达情况。结果显示，10μg/ml叶酸即可诱导SMMC-7721细胞出现凋亡特征性形态改变，细胞生长和增殖的抑制情况显著。实验证明，叶酸具有诱导人肝癌细胞凋亡的作用，其分子机制可能与调控细胞凋亡相关基因的表达有关。

三、叶酸对大肠癌的辅助治疗

5-氟尿嘧啶是治疗大肠癌的首选药物。然而，单用5-氟尿嘧啶或与其他化疗药物联合应用治疗有效率仅为20%左右，对于复发患者的疗效则更低。研究者发现，大剂量叶酸加5-氟尿嘧啶持续48小时静脉滴注为主方案治疗晚期大肠癌疗效较好，毒副作用轻。江艺等以22例大肠癌晚期患者为研究对象，采取大剂量叶酸加5-氟尿嘧啶持续48小时静脉滴注处理，治疗有效率占36.4%。该试验结果表明，大剂量叶酸联合5-氟尿嘧啶治疗大肠癌，可以提高治疗效果，值得在临床上推广。

四、叶酸对其他癌症的辅助治疗

补充叶酸可以对舌癌、食管癌、乳腺癌、宫颈癌等癌症有一定的干预和影响。有研究分别采用阿霉素、叶酸纳米微粒和阿霉素叶酸纳米颗粒干预体外培养的舌癌Tca8113细胞株的生长，考察细胞的形态以及细胞内超微结构反应的抑制情况，实验发现，阿霉素叶酸纳米颗粒可以抑制口腔鳞癌细胞生长，引起舌癌细胞凋亡。体内叶酸水平与食管癌的发生相关。郝婷等采用化学发光免疫法测定研究对象血清叶酸水平，对比食管癌组和对照组的测定结果发现，血清叶酸水平低罹患食管癌的风险高。陈建华等采用高效液相色谱－荧光检测法测定41例乳腺癌患者及15例乳腺良性肿瘤患者的血清叶酸和血浆同型半胱氨酸水平，测定结果显示，与正常对照组相比，乳腺良性肿瘤患者的血清叶酸和血浆同型半胱氨酸的水平差异无统计学意义，而乳腺癌患者的血清叶酸显著下降，血浆同型半胱氨酸的水平高于正常人群，因此血清叶酸水平下降可能是乳腺癌的独立的危险因子。马景丽等使用Meta分析研究宫颈癌779个病例，对照1374例，发现随着叶酸水平降低，患病危险性增大，病例组与对照组差异有统计学意义，该结果提示，叶酸水平降低与宫颈癌发病相关。当然，叶酸的补充需要谨慎，选择适宜的剂量，针对不同的情况选择合适的给药量。癌症患者过量服用叶酸或导致肿瘤加速生长。

五、叶酸受体介导的靶向药物和诊断显影剂

叶酸具有相对分子质量小、免疫原性低以及易于修饰和穿透肿瘤细胞等特点，因而将其应用于靶向给药治疗时，具有迅速到达靶点、穿透力强、人体免疫反应低以及血液清除速度快等优点。叶酸的生理功能决定了细胞分裂较快、增殖较多的组织需要大量的叶酸，故叶酸受体在肿瘤部位有高水平表达，叶酸对叶酸受体过度表达的细胞和组织具有高亲和力。Lin Zhang等制备了一种叶酸修饰的自微乳给药系统，该给药系统加载姜黄素。一方面，它可以提高活性成分姜黄素的溶解度；另一方面，可以结肠靶向给药。添加叶酸的3种衍生物作为表面活性剂，制备得到结肠靶向胶囊。其作用机制是利用叶酸受体的内吞作用，帮助药物进入癌细胞发挥作用。体外释放实验结果表明，所制得的叶酸修饰的姜黄素自微乳给药系统能有效地达到结肠，并立即释放药物。

Galbiati A等用聚乙烯醇作为载体制备喜树碱微囊，该活性成分难溶于水，而所得给药系统可以克服这一缺点，在波长370nm处进行分子诊断，可以判断药物负载情况。用壳聚糖－叶酸修饰微囊，所得制剂可选择性作用于叶酸受体过度表达的癌细胞。研究者将制剂作用于HeLa细胞，以正常细胞作为对照，可以显著降低HeLa细胞的增殖，而对成纤维细胞的影响可以忽略不计。因此，壳聚糖－叶酸修饰的喜树碱微囊是一种很有前途的靶向给药系统。

很多^{99m}Tc标记的叶酸及其类似物被证明可用于FR阳性肿瘤的显像诊断。胡

春林合成了用于^{99m}Tc标记的双功能螯合剂，即硫代乙酰-甘氨酸-甘氨酸-甘氨酸（MAG3）。再通过乙二胺将叶酸与MAG3连接起来。实验结果证明，该显影剂在优化条件下，正常小鼠体内清除率较快，且正常组织的放射性摄取率很低。而在HeLa细胞的小鼠体内，标记效率大于70%，注射1小时后，在肿瘤细胞高度蓄积。因此，^{99m}Tc-MAG3-叶酸有望成为一种新型叶酸受体介导的阳性肿瘤的靶向放射性显影剂。

Kumar M等合成了肿瘤特异性、水分散性超顺磁性氧化铁纳米粒子（super-paramagnetic iron oxide nanoparticles，SPIONs），该纳米粒子表面覆盖柠檬酸/2-溴-2-甲基丙酸，使之具有水分散性、生物相容性。将叶酸偶联于该物质，并评价其作用效果。对于叶酸受体呈阳性的细胞，细胞内铁含量高度富集，但对细胞没有表现出任何毒副作用，其富集机制可能是通过细胞的内吞作用将叶酸-SPIONs摄入胞内。研究表明，叶酸-SPIONs具有良好的胶体稳定性和优异的灵敏度，可成为一种具有应用前景的MRI造影剂。

叶酸参与DNA的甲基化和DNA、RNA以及蛋白质的合成，在细胞代谢、分化和增殖中扮演重要角色。目前临床上已确认在妊娠前及妊娠早期补充叶酸能有效地预防神经管缺陷的形成。由于叶酸在体内代谢的多样性，其与神经管缺陷之间的具体作用机制仍需进一步研究。相信随着进一步发展，对叶酸与神经管缺陷之间的关系的了解将会更为清晰，可为临床上神经管缺陷的预防提供更明确的依据。此外叶酸干预和治疗唇腭裂、唐氏综合征、先天性心脏病、脐膨出等其他出生缺陷也有着良好的疗效。

叶酸联合维生素B_{12}及维生素B_6治疗阿尔茨海默病的临床疗效显著，能降低血浆同型半胱氨酸水平，明显改善血脂水平，值得临床推广。高同型半胱氨酸血症是动脉粥样硬化的独立危险因素已成为学术界共识，但是其致动脉粥样硬化具体机制仍有待进一步阐明，叶酸通过降低循环血同型半胱氨酸浓度和其他机制影响动脉粥样硬化的发展，具有预防和延缓动脉粥样硬化、降低心血管事件的发生的作用。

我国居民血浆同型半胱氨酸升高与叶酸摄入不足有关，高同型半胱氨酸血症致心血管疾病的发病机制涉及多个环节，叶酸通过降低同型半胱氨酸、抗氧化应激、对一氧化氮酶的作用等多种途径，改善血管内皮结构和功能，从而降低高血压及脑卒中的发生风险。

除上述作用，叶酸还可以用于治疗萎缩性胃炎、骨性关节炎以及癌症的辅助治疗，许多新的治疗作用也正逐渐被发现，故叶酸的相关研究会成为人们广泛关注的焦点。叶酸成为继维生素C、维生素E之后，国际市场上新崛起的维生素产品，其市场前景十分广阔。

参 考 文 献

［1］MASSARO EJ. Folate and Human Development［M］. New York：Humana Press，2010.

［2］WATANABE H，MIYAKE T. Folic and Folate Acid［M］. London：Intech Open，2017.

［3］ROGER E. Methylenetetrahydrofolate reductase（MTHFR）in health and disease［M］. New York：Nova Science Publishers，2015.

［4］LOURDES GF，INÉS GG，CADILLA CL. The Role of Folic Acid in the Prevention of Neural Tube Defects［M］. London：Intech Open，2012.

［5］LEE SM. Folic Acid：Sources，Health Effects and Role in Disease Prevention［M］. New York：Nova Science Publishers，2017.

［6］ALEZ，GABY. Folic Acid：Folate in Foods，Biological Roles，ealth Issues，Antifolates，and More［M］. South Carolina：BiblioBazaar，2012.

［7］RAQUEL M. Cinematic Representations of Alzheimer's Disease［M］. London：Palgrave Macmillan，2018

［8］UNITED STATES CONGRESS SENATE COMMITTEE. Alzheimer's Disease［M］. South Carolina：BiblioBazaar，2010.

［9］KASIPATHY K. Science，Technology and Application of Folic Acid Encapsulation［M］. New York：Nova Science Publishers，2018.

［10］ADVANCES IN MEDICINE and BIOLOGY. Volume 159［M］. New York：Nova Science Publishers，2020.

［11］DAVID L. Nelson. Principles of Biochemistry 6e & Sapling Hw/Etext Access［M］. Stuttgart：Worth Publishers，2013.

［12］BERG JM，JOHN L. Tymoczko，Lubert Stryer. Biochemistry［M］. San Francisco：W H Freeman & Co.，2007.

［13］莫小卫. 生物化学基础. 第2版［M］. 北京：科学出版社，2021.

［14］黄纯. 生物化学. 第4版［M］. 北京：科学出版社，2021.

［15］魏民，张丽萍，杨建雄. 十二五普通高等教育本科国家级规划教材 生物化学简明教程. 第6版［M］. 北京：高等教育出版社，2020.

［16］APURBA G. Role of Jumpstart Nutrition®，a Dietary Supplement，to Ameliorate Calcium-to-Phosphorus Ratio and Parathyroid Hormone of Patients with Osteoarthritis［M］. Basel：Med Sci，2019.

第九章

叶酸代谢障碍动物模型的建立

叶酸是维持人体正常生理功能所必需的营养素，在维持正常生理功能等方面发挥着极其重要的作用。叶酸缺乏导致出生缺陷的研究一直是科学家关注的焦点。迄今为止，尚无通过单纯食物控制成功建立的叶酸缺乏导致神经管缺陷动物模型。因此，阻断或抑制叶酸相关代谢通路来研究叶酸缺乏导致神经管缺陷（neural tube defects，NTD）的机制意义重大。

第一节　建立叶酸代谢障碍动物模型的重要意义

叶酸缺乏导致NTD的研究一直是NTD领域关注的热点和焦点问题。应特别指出的是迄今为止尚未见到通过单纯食物控制成功建立叶酸缺乏导致NTD动物模型的报道。

现已明确，神经管的闭合是一个连续的，经过精密调控的生物学事件，在神经管的闭合过程中，任何影响因素都会导致神经管闭合失败，即NTD的发生。遗传因素和非遗传因素在NTD的发病中都起着重要的作用，基因与基因，基因与环境之间的相互作用导致NTD的最终发生。

由于神经管闭合过程在小鼠和人类之间是高度相似的，所以小鼠可以成为研究人类神经管发育的一个有重要价值的模型来源。近年来，在建立小鼠NTD模型的基础上研究得到的丰富的遗传和非遗传因素为探讨NTD的分子和细胞机制提供实验基础，并进一步阐明在人类NTD发生的机制。动物模型的研究有两个优点：一是通过构建多重基因缺陷小鼠模型，研究基因之间的相互作用；二是建立小鼠模型，可以用来研究基因和环境相互作用。用于研究NTD多重因素相互作用有助

于我们研究NTD的发病机制。所以，动物模型是一直以来我们研究NTD的主要
手段。

如何制备出与叶酸缺乏引起的NTD相似机制的动物模型来解决研究结果的验
证问题和叶酸缺乏引起NTD发生的机制是非常重要的。再者，NTD的概念目前
是从大体解剖学和组培学角度定义的，尚无细胞学的定义，因此建立NTD的动物
模型是研究叶酸缺乏引起NTD的必不可少的基础工作。

建立叶酸代谢建立动物模型具有如下特点：①和叶酸缺乏时的病理机制相
同；②适合系统的证实叶酸代谢网络障碍时与NTD发生的关系；③在不同的代谢
障碍条件下验证以往的研究结果；④可在避免代偿干扰的条件下，继续深入研究
证实叶酸缺乏引起NTD发生的机制；⑤可避免基因敲除模型导致基因结构改变
造成的实验研究影响；⑥可用于探讨通过补充叶酸与其他相关的代谢产物预防和
干预NTD的措施及根治方法；⑦可用于研究其他由叶酸缺乏引起的疾病等相关
问题。

第二节　已成功建立的叶酸代谢障碍动物模型

叶酸缺乏的本质是叶酸代谢障碍的问题，所以通过干扰叶酸的相关代谢可模
拟出叶酸缺乏的状态，已成功地建立叶酸代谢障碍NTD动物模型。正因为叶酸的
代谢多样性，代谢结果涉及的广泛性，所以从叶酸代谢障碍的角度研究NTD的发
生机制，首先应该分别探索叶酸涉及的各代谢途径是否可以独立地引起NTD发
生。Zhao J、Wang X等已完成了叶酸–四氢叶酸、NTP-dNTP、dUMP-dTMP、S-腺
苷甲硫氨酸-S-腺苷同型半胱氨酸、甘氨酰胺核苷酸（GRA）-甲酰甘氨酰胺核苷
酸五个代谢靶点叶酸代谢障碍动物模型研究。这一系列模型的建立证实了叶酸→
四氢叶酸→甲基四氢叶酸→SAM代谢通路、叶酸→四氢叶酸→亚甲基四氢叶酸→
胸腺嘧啶核苷酸通路、叶酸→四氢叶酸→甲酰四氢叶酸→亚甲基四氢叶酸→核苷
酸还原途径、叶酸→四氢叶酸→次甲基四氢叶酸→嘌呤核苷酸合成途径、叶酸→
四氢叶酸→甲基四氢叶酸→SAM循环等的代谢障碍均可以独立地造成NTD，同
时以上各途径同时发生障碍也可诱导出NTD，初步的机制研究表明，以上各模型
增殖、凋亡、甲基化、基因拷贝数变异（copy number variation，CNV）等改变与

目前NTD已有的结果相吻合。

显然在解决叶酸缺乏引起NTD机制的研究中，动物模型的建立取得了突破性的进展。

一、抗叶酸代谢药甲氨蝶呤诱导NTD动物模型

甲氨蝶呤（methotrexate，MTX）是二氢叶酸还原酶的抑制剂，二氢叶酸不能被还原成有活性的四氢叶酸，从而阻碍了叶酸代谢通路，其结果一方面影响了单核苷酸的生物合成，使DNA/RNA合成受阻；另一方面叶酸代谢通路的抑制还影响了一碳单位代谢，干扰了DNA、蛋白质的甲基化，影响基因的正常表达，同时影响了蛋白质和脂类的甲基化。MTX注射后不同时间点观察胚胎组织中二氢叶酸还原酶（dihydrofolate reductase，DHFR）活性的变化，发现DHFR活性在4～8小时后降到最低，仅为正常组织的1/10。同时小鼠胚胎组织Hcy的含量在注射MTX后逐渐升高，8小时后达到最高，24小时时仍然高于正常。在注射MTX以后5-MT和SAM含量逐渐下降，8小时后达到最低，24小时时仍然低于正常。以上结果充分证明了MTX干预后叶酸的代谢受到了抑制，与Fiskerstrand T、Ohdo S等的研究结果一致。

神经管主要由神经板的折叠和融合而成，然后向头侧和尾侧延伸，最后头侧和尾侧神经孔闭合，这个过程称为初级神经胚形成。神经管的闭合沿着头尾轴开始于许多不连续的点，并不是一个连续的过程。在受精后的第8天，小鼠神经管的闭合起始于第一闭合点，位于后脑和颈部的交界。闭合沿头侧方向将形成将来的脑，沿尾侧方向将形成将来的脊髓。在受精后的第9天，位于前中脑交界的第二闭合点和位于前脑喙末端的第三闭合点开始沿头尾轴向头侧和尾侧两个方向开始融合。起始融合点之间形成神经孔，在受精后的第10天，随着后神经孔的闭合，标志着初始神经胚的完成。头部神经管没有闭合会导致露脑或者无脑，其发生有可能是某一起始融合点的异常，或者是在融合过程中前神经孔或者后神经孔的闭合失败造成的。此外，第二闭合点和第三闭合点异常或前神经孔融合失败会造成颅面部的畸形。由于致畸药物MTX的给药时间在受精后第7.5天，对第一闭合点的影响最大，从而导致后脑神经孔闭合失败，所以大部分NTD表现为后脑闭合失败。此外，还有少数的NTD表现为颅面部的畸形以及1例前脑闭合失败。这

可能是由于小鼠胚胎的个体差异，极少数的胚胎发育稍早于其他胚胎的原因。对于发育畸形的胚胎做了连续切片，并在体视显微镜下观察是否有发育缺陷，结果进一步证实没有发现一例隐形脊柱裂。需要注意的是，本研究关注的重点是外观畸形，并没有观察内脏畸形。

二、抑制甘氨酰胺核糖核苷酸甲酰基转移酶建立小鼠NTD动物模型

嘌呤从头合成是叶酸相关代谢之一，洛美曲松是甘氨酰胺核苷酸甲酰基转移酶（glycinamide ribonucleotide formyl transferase，GARFT）特异性抑制剂，该酶是嘌呤核苷酸从头合成的关键酶之一。因此，洛美曲松可引起嘌呤单核苷酸的合成障碍，从而模拟叶酸缺乏引起的嘌呤代谢异常。GARFT是一种二聚体，其上有两个结合位点，一个是甘氨酰胺核糖核苷酸（glycinamide ribotide，GAR）结合位点，另一个是N^{10}-甲酰基四氢叶酸结合位点。该酶通过两步反应激活：第一步，GAR与GARFT上相应位点结合，引起酶结构发生改变，暴露N^{10}-甲酰基四氢叶酸（N^{10}-THF-CHO）结合位点；进而，N^{10}-THF-CHO与GARFT结合，为GAR提供甲基，合成甲酰甘氨酰胺核糖核苷酸（formyl glycinamide ribonucletide，FGAR）。甘氨酰胺核糖核苷酸–甲酰甘氨酰胺核糖核苷酸（GAR-FGAR）代谢障碍引起NTD的发生。通过洛美曲松干预孕鼠可成功制备NTD动物模型。用不同剂量的洛美曲松，选择妊娠第7.5天的C57BL/6J小鼠腹腔给药，采用解剖学和组织胚胎学方法，观察和证明是否有NTD胎鼠出现，并筛选最佳致畸剂量。由于NTD是从大体解剖和组织学角度定义的，因此通过本方法可以证实GAR-FGAR代谢障碍能够独立地引起NTD的发生，并为NTD机制的进一步研究提供单纯该代谢障碍的动物模型。

G.P. Beardsley发现，洛美曲松进入体内后，被催化成多聚谷氨酸形式，与GARFT特异结合于N^{10}-甲酰基四氢叶酸结合位点，而且多聚谷氨酸化的洛美曲松与GARFT的结合能力是其本身与GARFT结合能力的100倍。Baldwin SW等研究发现因洛美曲松的C5位、C10位上缺少N，不能参与一碳单位转移及还原型叶酸的相互转化，从而使GARFT失去活性。用洛美曲松干预妊娠7.5天孕鼠成功诱导出小鼠NTD，我们推测是通过干扰GARFT催化的嘌呤从头合成代谢影响小鼠

神经管发育。对NTD小鼠模型组织胚胎组织中GARFT酶活性进行分析，结果表明，各实验组GARFT活性显著降低（$P < 0.05$）。同时，胚胎组织中ATP、GTP、dATP和dGTP含量均在注射药物后6小时开始降低，持续降低至注射药物后96小时。其中，ATP和GTP含量下降更为明显，在注射药物后96小时仅为正常对照的50%左右。以上结果表明洛美曲松干扰了嘌呤从头合成代谢，导致胚胎组织中GARFT活性降低以及体内嘌呤单核苷酸含量显著减少。

因此，洛美曲松可导致胚胎小鼠GAR-FGAR代谢障碍，继而引起小鼠胚胎NTD的发生。

三、雷替曲塞诱导NTD动物模型的建立

脱氧胸苷一磷酸（deoxythymidine monophosphate，dTMP）是叶酸相关代谢中与DNA合成相关的关键物质，胸苷酸合酶（thymidylate synthase，TS）是催化尿苷酸（deoxyuridine monophosphate，dUMP）生成dTMP的关键酶。通过TS特异性抑制剂——雷替曲塞（Raltitrexed，RTX）作用于孕7.5天小鼠，药物剂量为11.5mg/kg建立小鼠NTD模型，观察到NTD小鼠主要表现为露脑畸形（后脑神经管闭合障碍），偶见颅面部畸形和部分发育迟缓。抑制TS活性会影响细胞内dTMP和dUMP的含量。在观察到TS活性降低的基础上，在注射RTX后不同时间点（3小时、9小时、24小时、48小时、96小时）对dTMP和dUMP的含量进行检测。结果显示，与对照组相比，RTX干预组的胚胎随着给药时间的延长，dUMP含量显著上升，同时dTMP含量显著下降（$P < 0.05$）。在96小时（孕11.5天），此变化最为明显，与对照组相比RTX干预组dTMP含量减少了将近50%。这些结果表明，RTX显著抑制TS活性进而影响体内dTMP的含量。dTMP含量下降干扰DNA复制或诱导DNA损伤，从而导致NTD，与Blount BC等的研究结果一致。dTMP合成障碍通过错掺入DNA的尿嘧啶影响DNA稳定性及DNA复制，从而影响神经管闭合。

四、5-氟尿嘧啶诱导NTD动物模型的建立

细胞叶酸缺乏降低dTMP的合成已在不同的模型中得到证明。Z Yang等发现

dTMP水平的降低导致DNA合成受损，dUMP的累积可干扰DNA合成。该模型通过5-氟尿嘧啶（5-fluorouracil，5-FU）干扰dTMP代谢，建立NTDs小鼠模型。5-FU是胸腺嘧啶类似物，其本身无生物学活性，在体内转变为一磷酸脱氧核糖氟尿嘧啶核苷（fluorouracil deoxyribose monophosphate nucleoside，FdUMP）及三磷酸氟尿嘧啶（Fluorouracil nucleoside triphosphate，FUTP）后发挥作用。FdUMP与dUMP结构相似，是胸苷酸合酶（thymidylate synthase，TS）的抑制剂，阻断dTMP的合成。FUTP可以FUMP的形式掺入RNA分子，破坏RNA的结构与功能。

腹腔注射5-FU至妊娠第7.5天小鼠，药物剂量为12.5 mg/kg。随着dTMP的降低和dUMP的累积，TS活性明显受到抑制，通过抑制TS诱导NTD胚胎。与对照组相比，神经上皮细胞的增殖受到明显抑制。NTD中增殖细胞核抗原、组蛋白H3表达明显降低，磷酸化复制蛋白A2、P53、Caspase3表达明显增加。这些结果证明抑制TS影响神经上皮细胞增殖与凋亡的平衡，利用该模型可研究NTD发生的机制，包括dTMP的代谢和增殖。

五、羟基脲诱导NTD动物模型的建立

通常细胞内dCDP、dADP、dUDP和dGDP在核糖核苷酸还原酶（ribonucleotide reductase，RNR）的作用下分别由CDP、ADP、UDP和GDP合成。RNR是一种四聚体酶，是催化dNTP形成过程中的限速步骤。RNR通过复杂的变构调节控制dNTP供应的平衡。

羟基脲（Hydroxyurea，HU）是核苷酸还原酶抑制剂，阻断核苷酸转变为脱氧核苷酸。腹腔注射HU至妊娠第7.5天小鼠，药物剂量为225mg/kg，观察到NTD小鼠主要表现为露脑畸形，在发生NTD的胚胎中，RNR活性受到抑制并且dNTP水平降低。分别于给药后0小时、1小时、3小时、12小时、96小时测定dNTP。数据显示，所有dNTP水平在开始时略有下降，RNR活性水平也略有下降。但经过HU处理12小时后，dNTP水平下降幅度较大。在96小时（GD 11.5）时，dNTP水平变化较其他时间点最低。表明，HU处理对NTD胚胎的RNR活性有较强的抑制作用，dNTP水平明显降低。dNTP池失衡会导致复制叉阻滞使得DNA合成错误和修复失败，影响基因组完整性。因此，HU通过抑制脱氧核苷酸生物合成过程，造成dNTP缺乏来干扰神经管发育，发生NTD，这也是叶酸缺乏症相关

的机制之一。

dNTP生物合成过程中的损伤可能影响DNA复制或不稳定，进而导致细胞异常增殖和凋亡。有丝分裂标记物PH3表达降低，表明NTD胚胎细胞增殖减少，反映DNA复制减少。此外，还发现小鼠胚胎冠状突起和体重下降。dNTP缺乏可导致DNA复制异常，导致细胞凋亡。彗星实验（单细胞凝胶电泳实验）表明，HU诱导的NTD胚胎脑组织DNA损伤程度较重。由于dNTP池被HU处理破坏，致使DNA单链或双链断裂是导致这些损伤的原因。

六、乙硫氨酸诱导NTD动物模型的建立

乙硫氨酸（ethionine）是甲硫氨酸的结构类似物。它可与甲硫氨酸竞争甲硫氨酸腺苷转移酶（methionine adenosyl transferase，MAT）并转化为S-腺苷乙硫氨酸（SAE），阻止SAM合成，进而抑制甲基化反应，可以干扰活性甲基供体形成，模拟叶酸缺乏后甲基化减少状况。

叶酸在二氢叶酸还原酶（dihydrofolate reductase，DHFR）催化下，由还原型辅酶Ⅱ（NADPH＋H$^+$）提供氢，经两步还原反应生成四氢叶酸。四氢叶酸是一碳单位的载体，作为一碳单位载体叶酸通过参与嘌呤和嘧啶核苷酸的合成及通过S-腺苷甲硫氨酸循环提供甲基实现其生物学效应。叶酸通过N^5-CH$_3$-THF为S-腺苷甲硫氨酸（SAM）代谢间接提供甲基，SAM是体内DNA、RNA、蛋白甲基化和活性甲基化小分子的直接甲基供体。四氢叶酸作为一碳单位的载体介导了叶酸参与甲硫氨酸循环的反应。甲硫氨酸是S-腺苷甲硫氨酸（SAM）合成的必需氨基酸，且只能经腺苷转移酶的催化与ATP反应，生成SAM，SAM是体内生化代谢反应唯一的直接甲基供体；SAM转移出甲基后进而合成S-腺苷同型半胱氨酸，去腺苷后生成同型半胱氨酸，经N^5-CH$_3$-THF转甲基酶催化生成甲硫氨酸，完成甲硫氨酸循环反应，故N^5-CH$_3$-THF是体内甲基的间接供体。体内有500余种物质需要甲基化，并且研究提示表观遗传学的改变是NTD的重要发病机制之一，因此，叶酸缺乏导致NTD与甲基化过程异常有关。通过乙硫氨酸诱导NTD模型的建立也证实叶酸代谢障碍干扰S-腺苷甲硫氨酸循环提供甲基造成甲基化过程异常，从而导致NTD的发生。

七、高同型半胱氨酸致NTD模型的建立

早在1991年Steegers等就已提出高同型半胱氨酸血症是生育NTD后代的危险因素，生育过或怀有NTD胎儿的孕妇其血同型半胱氨酸（homocysteine，Hcy）水平明显高于正常组，多年来研究人员不断关注Hcy在NTD中的作用。作为一种含硫的非必需氨基酸，同型半胱氨酸本身无法参与蛋白质合成，其作为甲硫氨酸和半胱氨酸代谢的中间产物，Hcy将含硫氨基酸、叶酸、维生素B_{12}及维生素B_6等代谢相互联系起来。Hcy在体内主要经由三条途径进行代谢：①再甲基化。经甲硫氨酸循环进行再甲基化，在甲硫氨酸合酶作用下，同型半胱氨酸接受5-甲基四氢叶酸提供的甲基，以维生素B_{12}为辅酶重新合成甲硫氨酸。生成的甲硫氨酸可与ATP结合生成SAM；SAM也被称为通用甲基供体，是哺乳动物中几乎所有甲基化反应的底物，参与核酸、蛋白质、磷脂、氨基酸及神经递质等多种物质的甲基化过程，是机体生命活动的正常进行所不可或缺的一种物质；SAM脱甲基形成S-腺苷同型半胱氨酸（S-adenosylhomocysteine，SAH），其又可进一步水解为腺苷和Hcy。②转硫化。Hcy可经胱硫醚-β-合酶（cystathionine-β-synthase，CβS）的催化与丝氨酸进行反应，缩合成胱硫醚，维生素B_6为这一反应的辅酶；胱硫醚又可由胱硫醚-γ-裂解酶进一步裂解为半胱氨酸和α-酮丁酸。③Hcy从细胞内释放进入细胞外液，这一过程与细胞内的甲硫氨酸浓度有关。同型半胱氨酸在体内的代谢途径不是互相独立的，而是可经SAM进行协调互相制约的。

同型半胱氨酸代谢相关的酶或辅酶活性的改变均可导致Hcy的异常蓄积。Hcy浓度可能是叶酸代谢受损的敏感标志物，叶酸摄入量与血浆Hcy水平呈负剂量反应关系。Ubbink JB于1995年提出假说，认为叶酸对NTD的保护作用可能是通过其同型半胱氨酸的降低作用来解释，如果这一假说成立，那么Hcy的检测和叶酸的补充在妊娠前保健中可能同样重要。Ceyhan ST等的研究证明，Hcy代谢障碍与NTD的发生密切相关。Hcy参与一碳单位代谢，同时又参与蛋白质、DNA等诸多物质的转甲基反应。DNA的甲基化修饰一直是近年来表观遗传学的研究热点，科研人员认为该修饰作用在基因的调控方面起到重要作用。高Hcy被证明可导致许多基因的异常表达。

该模型的制备是通过同型半胱氨酸硫代内酯（homocysteine thiolactone，HTL）

与CβS抑制剂氨基氧乙酸（aminooxyacetic acid，AOAA）联合应用来干预孕鼠。之所以选择HTL进行实验是因为HTL的结构较Hcy稳定，Hcy在实验中容易分解。利用CβS抑制剂可减少同型半胱氨酸代谢去路，进一步增加体内同型半胱氨酸的蓄积。于妊娠6.5天至妊娠10.5天连续腹腔注射给药，药物剂量500mg/（kg·d）HTL＋30mg/（kg·d）AOAA。从形态学与组织胚胎学的角度，观察证实胎鼠发生NTD，除了NTD外还发现了小眼、无眼畸形、单纯颜面畸形和颅面部畸形等其他畸形。NTD组Hcy的升高可导致SAH和SAM水平的升高，同时引起SAM/SAH比例的下降，甲硫氨酸含量无明显增高。同型半胱氨酸及其相关代谢物的检测结果说明该造模方法科学可行，可有效地模拟高同型半胱氨酸血症时的机体环境。

参 考 文 献

[1] WALLINGFORD JB, NISWANDER LA, SHAW GM, et al. The continuing challenge of understanding, preventing, and treating neural tube defects [J]. Science, 2013, 339 (6123): 122-202.

[2] ZHANG T, XIN R, GU X, et al. Maternal serum vitamin B_{12}, folate, and homocysteine and the risk of neural tube defects in the offspring in a high-risk area of China [J]. Public Health Nutr, 2009, 12 (5): 680-686.

[3] ZHANG HY, LUO GA, LIANG QL, et al. Neural tube defects and disturbed maternal folate and homocysteine related one-carbon metabolism[J]. Experimental Neurology, 2008, 212(2): 515-521.

[4] LI WANG, FANG WANG, JING GUAN, et al. Relation between hypomethylation of long interspersed nucleotide elements and risk of neural tube defects [J]. Am J Clin Nutr, 2010, 91: 1359-1367.

[5] COPP AJ. The embryonic development of mammalian neural tube defects. Prog Neurobiol, 1990, 35 (5): 363-403.

[6] ZHAO J, GUAN T, WANG J, et al. Influence of the antifolate drug Methotrexate on the development of murine neural tube defects and genomic instability [J]. J Appl Toxicol, 2013, 33 (9): 915-923.

[7] WANG X, WANG J, GUAN T, et al. Role of methotrexate exposure in apoptosis and proliferation during early neurulation [J]. J Appl Toxicol, 2014, 34 (8): 862-869.

[8] GUAN Z, WANG X, DONG Y, et al. dNTP deficiency induced by HU via inhibiting ribonucleotide reductase affects neural tube development [J]. Toxicology, 2015, 328: 142-151.

[9] DONG Y, WANG X, ZHANG J, et al. Raltitrexed's effect on the development of neural

tube defects in mice is associated with DNA damage, apoptosis, and proliferation [J]. Mol Cell Biochem, 2015, 398 (1-2): 223-231.

[10] LIN XU, LI WANG, JIANHUA WANG, et al. The effect of inhibiting glycinamide ribonucleotide formyl transferase on the development of neural tube in mice [J]. Nutr Metab (Lond), 2016, 13 (1): 56.

[11] WANG X, GUAN Z, CHEN Y, et al. Genomic DNA hypomethylation is associated with neural tube defects induced by methotrexate inhibition of folate metabolism [J]. PLoS One, 2015, 10 (3): e0121869.

[12] FISKERSTRAND T, UELAND PM, REFSUM H. Folate depletion induced by methotrexate affects methionine synthase activity and its susceptibility to inactivation by nitrous oxide[J]. J Pharmacol Exp Ther, 1997, 282 (3): 1305-1311.

[13] WINTER-VANN AM, KAMEN BA, BERGO MO, et al. Targeting Ras signaling through inhibition of carboxyl methylation: an unexpected property of methotrexate [J]. Proc Natl Acad Sci USA, 2003, 100 (11): 6529-6534.

[14] OHDO S, INOUE K, YUKAWA E, et al. Chronotoxicity of methotrexate in mice and its relation to circadian rhythm of DNA synthesis and pharmacokinetics [J]. Jpn J Pharmacol, 1997, 75 (3): 283-290.

[15] BALDWIN SW, TSE A, GOSSETT LS, et al. Structural features of 5,10-dideaza-5,6,7,8-tetrahydrofolate that determine inhibition of mammalian glycinamide ribonucleotide formyltransferase [J]. Biochemistry, 1991, 30 (7): 1997-2006.

[16] BEARDSLEY GP, MOROSON BA, TAYLOR EC, et al. A new folate antimetabolite, 5,10-dideaza-5,6,7,8-tetrahydrofolate is a potent inhibitor of de novo purine synthesis [J]. Biol Chem, 1989, 264 (1): 328-333.

[17] BLOUNT BC, MACK MM, WEHR CM, et al. Folate deficiency causes uracil misincorporation into human DNA and chromosome breakage: implications for cancer and neuronal damage [J]. Proc Natl Acad Sci USA, 1997, 94 (7): 3290-3295.

[18] OPPENHEIM RW. Cell death during development of the nervous system [J]. Annu Rev Neurosci, 1991, 14: 453-501.

[19] JAMES SJ, MILLER BJ, BASNAKIAN GA, et al. Apoptosis and proliferation under conditions of deoxynucleotide pool imbalance in liver of folate/methyl deficient rats [J]. Carcinogenesis, 1997, 18: 287-293.

[20] FLEMING A, COPP AJ. Embryonic folate metabolism and mouse neural tube defects [J]. Science, 1998, 280: 2107-2109.

[21] LEUNG KY, DE CASTRO SC, SAVERY D, et al. Nucleotide precursors prevent folic acid-resistant neural tube defects in the mouse [J]. Brain, 2013, 136: 2836-2841.

[22] BEAUDIN AE, ABARINOV EV, NODEN DM, et al. Shmt1 and de novo thymidylate biosynthesis underlie folate-responsive neural tube defects in mice [J]. Am J Clin Nutr, 2011, 93: 789-798.

［23］YANG Z，WALDMAN AS，WYATT MD．DNA damage and homologous recombination signaling induced by thymidylate deprivation［J］．Biochem Pharmacol，2008，76：987-996.

［24］CURTIN NJ，HARRIS AL，AHERNE GW．Mechanism of cell death following thymidylate synthase inhibition：2'-deoxyuridine-5'-triphosphate accumulation，DNA damage，and growth inhibition following exposure to CB3717 and dipyridamole［J］．Cancer Res，1991，51：2346-2352.

［25］WALDMAN BC，WANG Y，KILARU K，et al．Induction of intrachromosomal homologous recombination in human cells by raltitrexed，an inhibitor of thymidylate synthase［J］．DNA Repair（Amst），2008，7：1624-1635.

［26］MOMB J，LEWANDOWSKI JP，BRYANT JD．Deletion of Mthfd1l causes embryonic lethality and neural tube and craniofacial defects in mice［J］．Proc NatlAcad Sci USA，2013，110（2）：549-554.

［27］STEEGERS-THEUNISSEN RPM，BOERS GHJ，TRIJBELS FJM，et al．Neural-Tube Defects and Derangement of Homocysteine Metabolism［J］．N Engl J Med，1991，324（3）：199-200.

［28］FÉLIX TM，LEISTNER S，GIUGLIANI R．Metabolic effects and the methylenetetrahydrofolate reductase（MTHFR）polymorphism associated with neural tube defects in southern Brazil［J］．Birth Defects Res A Clin Mol Teratol，2004，70（7）：459-463.

［29］UELAND PM，VOLLSET SE．Homocysteine and folate in pregnancy［J］．Clin Chem，2004，50（8）：1293-1295.

［30］RATAN SK，RATTAN KN，PANDEY RM，et al．Evaluation of the levels of folate，vitamin B_{12}，homocysteine and fluoride in the parents and the affected neonates with neural tube defect and their matched controls［J］．Pediatr Surg Int，2008，24（7）：803-808.

［31］RICHTER B，STEGMANN K，RÖPER B，et al．Interaction of folate and homocysteine pathway genotypes evaluated in susceptibility to neural tube defects（NTD）in a German population［J］．J Hum Genet，2001，46（3）：105-109.

［32］UBBINK JB．Is an elevated circulating maternal homocysteine concentration a risk factor for neural tube defects？［J］．Nutr Rev，1995，53（6）：173-175.

［33］CEYHAN ST，BEYAN C，ATAY V，et al．Serum vitamin B_{12} and homocysteine levels in pregnant women with neural tube defect［J］．Gynecol Endocrinol，2010，26（8）：578-581.

［34］GABER KR，FARAG MK，SOLIMAN SE，et al．Maternal vitamin B_{12} and the risk of fetal neural tube defects in Egyptian patients［J］．Clin Lab，2007，53（1-2）：69-75.

［35］CHANG PY，LU SC，LEE CM，et al．Homocysteine inhibits arterial endothelial cell growth through transcriptional downregulation of fibroblast growth factor-2 involving G protein and DNA methylation［J］．Circ Res，2008，102（8）：933-941.